Hinweis

In diesem Buch verwende ich mal die weibliche, mal die männliche Anrede. Das geschieht ausschließlich aus Gründen, die mit dem Lesefluss zu tun haben.
Ich meine damit immer beide Geschlechter.

2. Auflage Mai 2021

www.mariasanchez.de
Verlag: ENVELA GmbH, Hamburg
Umschlaggestaltung: Verinion Design
Bildnachweis: Titelbild Robert Red/Shutterstock
Druck und Bindung:
BELTZ Bad Langensalza GmbH
ISBN 978-3-9813308-9-2

Dieses Buch wurde klimaneutral hergestellt. Die bei der Produktion unvermeidlich anfallenden CO_2-Emissionen wurden durch den Ankauf von hochwertigen Zertifikaten neutralisiert. Diese werden in geeignete Projekte zur Reduktion von CO_2 in Entwicklungsländern investiert. Das verwendete Papier ist mit dem FSC-Siegel versehen, da ein großer Teil der Rohstoffe aus verantwortungsvoller Waldbewirtschaftung stammt. Der Druckvorgang erfolgte ohne den sonst üblichen Einsatz von Industriealkohol. Es wurde mit mineralölfreien Skalenfarben gedruckt. Die Senkung der Emissionen und des Energieverbrauchs sind wichtige Schritte zur Verbesserung der Umweltbilanz.

FSC www.fsc.org
MIX
Papier aus verantwortungsvollen Quellen
FSC® C089473

Maria Sanchez

Der innere Weg

Vom Essen und Leben

ENVELA

„Die Frage ist die wichtigste Antwort auf das Leben!“

Strephon Kaplan Williams

Über die Autorin

Maria Sanchez ist Gründerin der psychologischen und spirituellen Bewegung „Sehnsucht und Hunger“ und „EssentialCore“. Sie arbeitet als Traumatherapeutin in Hamburg, wo sich auch ihr Ausbildungs- und Seminarzentrum befindet.
Durch ihre traumatische, von Gewalt beherrschte Kindheit geprägt, litt sie über viele Jahre stark unter einer Essstörung, unter Depressionen und Ängsten. Ein Zusammenbruch mit Anfang 20 ließ sie den von ihr bis dahin eingeschlagenen Lebensweg nicht weitergehen. Was dann begann, war ein außergewöhnlicher Heilungsweg, der Maria Sanchez eine tiefe spezielle Wahrnehmung für häufig unerkannte innere Prozesse eröffnete. Das Aufdecken dieser blinden Flecke in der Psychologie und Spiritualität wurde zu einem Kernaspekt ihrer Arbeit.
Mit ihrem Ansatz konnte Maria Sanchez einen Ausstieg aus ihrer Essstörung erfahren und verlor 30 Kilo ohne reglementierende Maßnahmen – wie beispielsweise Ernährungs- oder Sportprogramme. Darüber hinaus konnten auch ihre Depression und Angststörung Heilung erfahren. Seit Jahren zeigt sie Menschen erfolgreich, wie sie diese von ihr entwickelte Herangehensweise erlernen und anwenden können.
Maria Sanchez hält Vorträge im deutschsprachigen Raum, gibt Seminare, leitet Online-Kurse und bietet zudem eine Ausbildung zur EssentialCore · Sehnsucht und Hunger - TherapeutIn an.

Weitere Informationen finden Sie unter:
www.mariasanchez.de

Der innere Weg

Inhalt

1

Vorwort
Worum es in diesem Buch geht

Liebe Leserin. Lieber Leser.

Bei meinem ersten Buch, „Sehnsucht und Hunger“, war es mein Anliegen, eine andere Sicht auf das Essproblem zu ermöglichen. Einen Blick, der sehr viel tiefer sieht, als es die Herangehensweise der „Disziplin“ jemals könnte.

In Leserbriefen und auf Veranstaltungen erhielt ich nach dem Erscheinen des Buches bewegende Rückmeldungen. Immer wieder traten dabei Menschen mit der Bitte an mich heran, ich möge manche Themenpunkte vertiefen und Ausführlicheres zum verborgenen Zusammenspiel von Essen und Emotion schreiben, damit sie dieses komplexe Rätsel besser verstehen und einordnen können.

Man braucht ein vielschichtiges Verständnis, um sich nicht von der gesellschaftlich noch immer vorherrschenden Meinung hypnotisieren zu lassen, dass es bei einem Essproblem nur um die Nahrungsaufnahme ginge. Es geht nicht ums Essen, es geht um unser Leben.

Leider ist jedoch die Annahme, dass die Betroffenen sich nur bei der Lebensmittelauswahl mehr im Griff haben müssten, eine noch immer weitverbreitete Auffassung. Wie stark diese irrige Behauptung in unserer Gesellschaft verbreitet ist, zeigt eine Sendung, die im ZDF mit dem Titel „Schlank in den Frühling" ausgestrahlt wurde. Zur Hauptsendezeit wurden drei Diäten lobend vorgestellt, obwohl wissenschaftlich nahezu unwidersprochen nachgewiesen ist, dass der dauerhafte Erfolg ernährungsreglementierender Maßnahmen gegen null geht.

Wie viele Menschen werden sich aufgrund dieser Sendung erneut einer Schlankheitskur unterzogen und nach einer anfänglichen Gewichtsabnahme ein weiteres Mal die frustrierende Erfahrung gemacht haben, dass der Verlust ihrer Kilo nicht von Dauer sein wird? Wie viele werden sich dann zum x-ten Mal erneut als Versager fühlen? Wie viele schmerzhafte Ohrfeigen wollen wir uns noch abholen?

Viele emotional essende Menschen verlieren durch ihr Essproblem und die damit verbundene Selbstentwertung sehr viel an Lebenskraft und -qualität. Bei manchen kann dies zuweilen seelisch grausame Dimensionen erreichen.

Mit reglementierenden Maßnahmen können wir bestenfalls werden, was ich in meinem ersten Buch mit dem Begriff „Dünne Dicke" beschrieben habe. Wir können eine Person werden, die sich nur durch Kontrolldenken in Form von Ernährungs-

und/oder Sportprogrammen schlank halten kann.

Dieses Schlanksein ist aber nicht natürlich, nicht von innen heraus entstanden, sondern wird künstlich durch äußere Einschränkungen bewahrt. Die innere Figur einer dünnen Dicken ist auch nach einer Gewichtsabnahme noch immer die einer Übergewichtigen. Denn die neue Zahl auf der Waage ist nicht die Zahl, die ihrem inneren, ihrem psychischen Essensmuster entspricht. Sie ist nach wie vor eine Übergewichtige, in einem künstlich schlanken Kleid, und kann ihr Gewicht nicht wie eine natürlich schlanke Person entspannt von innen heraus halten. Sie kann es nur durch Kalorien- oder Punktezählen, durch den Verzicht auf bestimmte Nahrungsmittel oder durch ein spezielles Sportprogramm. Damit möchte ich keinesfalls sagen, dass Sport nicht sinnvoll ist. Er tut dem Körper gut und kann viel Freude machen. Dient er jedoch in erster Linie der Gewichtsabnahme, wird er für viele Menschen zur Quälerei.

Es gibt dünne Dicke, die sich mit ihren auferlegten Reglementierungen wohlfühlen und deshalb verständlicherweise keine Notwendigkeit spüren, etwas zu ändern. Wenn kein Leidensdruck besteht, gibt es auch kein Problem. Andere dünne Dicke jedoch leiden unter dem Kontrolldenken, weil diese Art der Gewichtskontrolle sie wertvolle Energie kostet – Kraft, die ihnen für andere Bereiche ihres Lebens nicht zur Verfügung steht. Obwohl sie sich schlank halten, sind sie als dünne Dicke noch immer nicht frei.

Manche dünne Dicke waren vorher übergewichtig und sind mithilfe eines Ernährungs- oder Sportplans schlank geworden, andere hingegen waren nie dick, weil sie sich ihr Leben lang kontrollieren. Bei den einen wie den anderen aber kann die Qual sehr groß sein.

Bevor wir fortfahren, würde ich Ihnen, liebe Leserin, gern eine Frage stellen: Kennen Sie eine Person, die durch das Befolgen eines Verhaltens-, Ernährungs- oder Sportplans abgenommen hat und nun von diesen Reglementierungen frei ist?

Ich meine nicht eine Person, die nach dem Gewichtsverlust beim Essen weiterhin Punkte oder Kalorien zählt und aufpasst, dass sie innerhalb ihrer Tabelle bleibt, bei ihren Einkäufen auf den Fettgehalt der Lebensmittel achtet oder Fleisch nur mit Wasser zubereitet, um Kalorien zu sparen. Keine Person, die Zucker meidet, sich bestimmte Nahrungsmittel verbietet, Süßigkeiten nicht zu Hause hat aus Angst, sie dann essen zu müssen, oder sich schon beim Mittagessen überlegt, wie lange sie am Abend im Fitnesscenter auf den Stepper gehen muss, um die aufgenommenen Kalorien wieder loszuwerden. Nein, ich meine: wirklich frei!

Mithilfe einer Reglementierung abzunehmen bedeutet, dass wir die Ursache, weshalb wir vor der Gewichtsabnahme ohne körperlichen Hunger essen wollten, außer Acht lassen. Der Zwang, sich an einen reglementierenden Plan halten zu müssen, zeigt, dass Innen und Außen nicht übereinstimmen. Würde eine Betroffene dieses Kontrolldenken lockern, nähme sie durch ihre *inneren* Essensmuster wieder zu.

Die Vorstellung fast aller Therapien und Kliniken zu Essstörungen, ist, dass nur eine Kombination aus dem Erkennen und Verändern von Verhaltensmustern *plus* einem Ernährungsplan das Essproblem lösen könne. Auch sie geht nach meiner Ansicht nicht weit genug und am Wesentlichen vorbei. Denn auch hier besteht das Ziel in der Regel darin, eine dünne Dicke zu werden – was den meisten Betroffenen auf Dauer nicht gelingt. Die vorherrschenden Maßnahmen sind darauf ausgerichtet, einen „Umgang" mit dem Essproblem zu erlernen, aber ein Umgang ist etwas anderes, als davon frei zu sein.

Die Beschäftigung mit unserem Essproblem in einer tieferen, ganzheitlichen Weise kann uns nicht nur helfen, es dauerhaft zu lösen, sondern ist untrennbar damit verbunden, in tieferen Kontakt mit uns selbst zu kommen.

Wir müssen uns dafür jedoch von der Illusion verabschieden, es ginge beim Essproblem nur um die Lebensmittel, die wir uns in den Mund führen. Die Nahrungsaufnahme – der Drang, ohne körperlichen Hunger essen zu wollen – und damit auch unser Gewicht – gleichen einem Feuermelder, der eine Notsituation anzeigt. Wir können uns immer wieder darüber aufregen und gestört fühlen, dass bei Feuer der Alarm schrillt. Wir können versuchen, durch äußere Einwirkung den Alarmklang zu dämpfen. Das wird uns jedoch auf Dauer nichts nützen. Wenn wir wirklich Ruhe haben wollen, sollten wir irgendwann schauen, wo es denn wirklich brennt und wie dieses Feuer *dauerhaft* gelöscht werden kann.

Ich finde es sehr verständlich, dass wir Quälendes loswerden möchten. Aber genau dieser Blickwinkel macht einen großen Teil unserer Schwierigkeit aus. Der Feuermelder lässt uns vielleicht durch sein Klingeln nachts nicht schlafen und strapaziert unsere Nerven am Tage. Aber er ist nicht das Problem. Er versucht uns vielmehr auf die eigentliche Gefahr aufmerksam zu machen. Der Alarm ist nicht die Ursache, sondern die Folge eines inneren Brandes.

Natürlich schlanke Menschen reglementieren sich nicht. Sie essen, wenn sie hungrig sind – ganz gleich zu welcher Uhrzeit –, achten nicht auf Kalorien, Punkte oder Fettgehalt und hören auf zu essen, wenn sie satt sind. Sie haben ihr natürliches Gewicht, ohne sich an einen Plan halten zu müssen. Genau das fällt emotional essenden Menschen schwer. Sie essen, obwohl sie körperlich keinen Hunger haben. Oder sie beginnen eine Mahlzeit hungrig und können erst dann mit dem Essen aufhören, wenn sie sich zu satt fühlen. Diesem Verhalten liegt eine Kopplung von Essen und Emotion zugrunde, weswegen ich für das Essproblem den Begriff „emotionales Essen“ verwende.

Verstehen wir nicht, was sich beim emotionalen Essen in unserem tiefen Inneren ständig wiederholt, ist die Gefahr, daran zu verzweifeln, sehr groß. Sich selbst gegenüber ausgeliefert zu sein, kann zu einer schmerzhaften Erfahrung werden. Denn wir können nicht vor uns selbst fliehen.

Ganz gleich, wie oft sich unser Verstand vornimmt, morgen keine Süßigkeiten zu essen, schon beim nächsten emotionalen Essdruck hat unser Ehrgeiz seine Kraft verloren. Wie von einem Autopiloten gesteuert, greifen wir erneut zu den Nahrungsmitteln, die wir doch meiden wollten.

Mit dem Verstand wissen wir, dass die Schokolade uns nicht froh stimmt, wenn wir uns beispielsweise einsam fühlen. Wir wissen, dass sie keine Arme hat, um uns zu halten. Aber wenn wir uns mit dem Empfinden der Einsamkeit überfordert fühlen, greifen wir dennoch zu. Manche Leser werden an dieser Stelle vielleicht sagen: „Was soll ich denn sonst tun? Mein Alleinsein zu spüren ist für mich zu schmerzhaft!“ Das kann ich gut verstehen. Wenn wir nicht gelernt haben, wie wir über die Wahrnehmung unangenehmer oder auch schmerzhafter Emotionen in eine tiefere Verbindung mit uns selbst kommen können und sich auf diese Weise „etwas“ lösen kann, werden Süßigkeiten weiterhin unser

Bewältigungsbonbon sein.
Dann haben wir leider zwei Probleme: unsere noch immer bestehende Einsamkeit, die durch die Schokolade nicht wirklich bewältigt ist, und ein zu hohes Gewicht.

Der springende Punkt ist: Dies nur zu erkennen reicht nicht aus! Die Erkenntnis, weshalb wir zu viel essen, kann unsere Frustration sogar noch verstärken, wenn wir uns *nach* dieser Erkenntnis nicht helfen können.

Dennoch ist die Einsicht ein erster hilfreicher Schritt. Er kann sogar im Wortsinne „not-wendig" sein, da viele Menschen auf diese Weise ein erstes, tieferes Verständnis und Mitgefühl für sich entwickeln. Sie können der verurteilenden Härte gegen sich selbst erstmals etwas entgegensetzen. Bei der starken Selbstabwertung, die oft die grausame Schwester des emotionalen Essproblems ist, kann dies sehr wohltuend sein. Es ist ein guter Anfang. Doch ihm müssen weitere Schritte folgen.

Was wir brauchen, ist ein Umdenken! Kontrolle, ob mithilfe von Ernährungsplänen oder anderen Reglementierungen, wird über unseren Drang nicht beständig siegen können. Denn die Kontrolle verlangt, dass wir immer wieder einen Krieg gegen uns selbst führen müssen. Krieg führt jedoch nur zu weiterem Krieg und niemals zu Vertrauen und Liebe. Diese aber brauchen wir, um unsere Seele vom Esszwang zu befreien.

Solange wir an unserem äußeren Verhalten herumdoktern, übersehen wir das Wesentliche: die Chance, die in unserem Essproblem liegt. Dies sage ich mit sehr viel Respekt vor dem Leid, in dem sich manche Menschen mit Essproblemen befinden. Aus eigener Erfahrung weiß ich, wie schmerzhaft unverstanden man sich fühlen kann, wenn jemand einen glauben machen will, man müsse doch nur dieses oder jenes tun, und das Gewichtsproblem flöge davon. So einfach ist es nicht!

Als ich noch dreißig Kilo mehr wog als heute, fühlte ich mich von anderen Menschen oft nicht ausreichend verstanden. Das tat sehr weh. Ich bewegte mich in jener Zeit mit meinem Gewichtsproblem zwischen Ohnmacht, Hoffnung, Scham, Verzweiflung und Wut und fühlte mich wie eine Gefangene in mir selbst, die den Schlüssel zum Ausbruch nicht finden konnte.

Wenn für Sie, liebe Leserin, die Kopplung von Essen und Emotionen ein neuer Gedanke sein sollte, finden Sie in diesem Buch Reflexionen, die dieses enge Zusammenspiel erklären.

Sollten Sie bereits mein erstes Buch gelesen oder sich anderweitig mit dem Thema befasst haben, möchte ich Sie nun gern zu einer vertiefenden Begegnung mit sich selbst einladen. Ich werde über mein erstes Buch hinaus versuchen, mit Ihnen Zimmer zu betreten, von denen ich hoffe, dass deren gedankliche

Angebote Ihren Blick erweitern und somit den nächsten Schritt auf Ihrem Essensheilungsweg ermöglichen können.

Das Essproblem zu lösen ist ein sehr persönlicher und intimer Prozess. Sie können ihn nur gestalten, indem Sie selbst zu Ihrem Experten werden und sich dem, was innerlich geschehen möchte, mehr und mehr vertrauensvoll zuwenden. Das bedeutet, die Verantwortung für sich selbst nicht mehr an einen Plan oder an eine andere Person abzugeben, sondern sie wieder für sich zu erobern. Davon handelt dieses Buch.

Um sowohl neuen als auch erfahreneren Lesern auf diesem Gebiet den Leseeinstieg zu erleichtern, habe ich das Buch in drei aufeinander aufbauende Teile gegliedert. Folgende Schwerpunkte habe ich gewählt: Im ersten Teil spreche ich darüber, wie sich aufgrund unserer Lebensgeschichte unser Ich-Gefühl bildet und wie unsere Probleme eng mit ihm verknüpft sind. Im zweiten Teil gehe ich auf die Wirkkräfte unserer Psyche ein und erläutere, wie diese den Nährboden unserer emotionalen Essstörung bilden. Der dritte Teil grenzt die vorgestellten Ideen von herkömmlichen Methoden ab und wendet sich den Möglichkeiten zu, die unsere Seele für uns bereithält.

Um des besseren Verständnisses willen habe ich an manchen Stellen Gedanken aus meinem ersten Buch aufgegriffen. Außerdem finden Sie bestimmte Übungen, die Ihnen helfen sollen, die vorgestellten Überlegungen besser einordnen zu können.

Schließlich möchte ich mich gern bei den Menschen bedanken, ohne die dieses Buch nicht möglich wäre: meinen Klienten und den Besuchern meiner Veranstaltungen. Ich fühle mich durch die Begegnungen mit ihnen und durch ihr Vertrauen reich beschenkt.

Einigen dieser Menschen verdanke ich Schilderungen, die das Buch teilweise ausführlich zitiert. Um ihre Privatsphäre zu schützen, habe ich ihre Namen jedoch verändert.

Ich wünsche Ihnen eine erfüllende Zeit beim Lesen und grüße Sie von Herzen!

Ihre Maria Sanchez

2

Warum dieses Buch kein Übungsbuch ist

Zu meinem ersten Buch „Sehnsucht und Hunger“ erhielt ich eine Mail von einer Leserin, die mich heftig attackierte. Ihr Vorwurf lautete, dass mein Buch keine Übungen anbiete, die helfen könnten, aus dem dort beschriebenen Teufelskreis herauszukommen. Der Zorn, der in ihren Worten lag, machte mir deutlich, wie aufgebracht sie beim Schreiben gewesen sein musste. Sie finde es unmöglich, schimpfte sie, ein Buch zu verfassen, dessen Botschaften sie so sehr berührten, und dann keine konkreten Lösungen anzubieten.

Es ist mir wichtig, auf jeden Leserbrief zu reagieren. Bei Tanjas Mail besprach ich mich jedoch mit meinem Team, da ich solch ruppige Rückmeldung bis dahin noch nicht erhalten hatte. Die Kollegen rieten mir, ihr nicht zu antworten, da der Ton zu unhöflich sei.

Der Brief ließ mir jedoch keine Ruhe. Ich fragte mich, wie verzweifelt diese Frau sein musste, um derart in Rage zu geraten. Ein paar Tage später entschloss ich mich, ihr doch zu schreiben. Ich fragte sie, wie viele Übungsbücher zum Thema Abnehmen sie denn bereits in ihrem Schrank habe. Sie antwortete mir, dass sie wohl zwanzig Bücher besitze. Als ich daraufhin wissen wollte, weshalb sie trotz dieser Anzahl von Büchern weiterhin glaube, dass ihr ein neues Übungsbuch helfen könne, ihr

Essproblem dauerhaft zu lösen, kamen wir in einen intensiveren Austausch.

Tanja ließ sich auf einen neuen Weg ein, der viel tiefer forscht, als ihr ein Übungsbuch vermitteln könnte. Als ich sie kennenlernte, wog sie zweihundert Kilo bei einer Körpergröße von 1,65. Jede Bewegung bereitete ihr Schmerzen, und ihre Gesundheit war durch ihr Gewicht sehr angegriffen. Ihre Esssucht war so stark, dass ihr Leben sich nahezu pausenlos um Nahrungsmittel drehte. Ihr sehr bezeichnender Satz war: „Ich bin Essen, und Essen ist ich!"

Tanja geht nun seit drei Jahren ihren Essensheilungsweg und hat in dieser Zeit fünfzig Kilo verloren. Ohne Diät und ohne Verbote! Bei allen vorherigen Abnehmversuchen hatte sie ihren Essdruck als eine Art inneren Schweinehund empfunden und zu bekämpfen versucht, doch ihre Anstrengungen wurden nicht belohnt.

Ihr heutiges Vorgehen hat zwei Perspektiven: Eine ist die Änderung ihrer Einstellung. Weg von dem Glauben, es handele sich bei ihrem Essproblem um einen Feind, den es niederzuringen gilt. Hin zu einer Haltung, ihren Essdrang als unbestechlichen Verbündeten bei der tieferen Kontaktaufnahme mit sich selbst zu entdecken. Die andere Perspektive ist, dass Tanja immer mehr lernt, körperlich fühlbar wahrzunehmen, welche Schätze unter ihrem Essdruck verborgen sind, und sich ihnen innerlich aktiv zu nähern.

Was es bedeutet, das Verlangen zu essen als Verbündeten nutzen zu können, werde ich noch schildern.

Der Grund, warum ich kein Übungsbuch schreibe, ist, dass ich aus meiner langjährigen Erfahrung als Therapeutin und als selbst ehemals Betroffene der Überzeugung bin, dass dem emotionalen Essproblem eine Suchtstruktur zugrunde liegt. Bei dem einen eine schwache, bei dem anderen eine stärkere. Die eine Person leidet daran als Übergewichtige, die andere als Normalgewichtige. Bei manchen sind die Essensmengen riesig, bei anderen ist es vielleicht nur der alltägliche Griff zu den Süßigkeiten während der Arbeitszeit.

Wollen wir aus dem Essens-Teufelskreis aussteigen, brauchen wir mehr, als Übungsbücher uns zu geben vermögen. Wenn wir dem inneren Automatismus, wie dem Essen von Süßigkeiten, nicht dauerhaft Einhalt gebieten können, liegt dies aus meiner Sicht an der Verkennung dieser ihm innewohnenden Suchtstruktur.

Wenn wir versuchen, eine Sucht mit Verboten zu bändigen, bezahlen wir dies nicht selten mit einer Suchtverlagerung. So geben wir beispielsweise das Rauchen auf und gleichen dies mit vermehrtem Essen aus, oder wir versuchen, das Essen zu reduzieren, und verfallen in einen Kaufrausch oder in einen Fitnesswahn.

Niemand würde einem unter Drogen leidenden Menschen, der also eine „anerkannte“ Sucht hat, ein Übungsbuch in die Hand geben - und ernsthaft glauben, er löse damit vollständig sein Suchtproblem. Wollen wir bleibend von emotionalem Essen frei sein, müssen wir auf eine tiefere Reise zu uns selbst gehen.

Um Missverständnissen vorzubeugen: Ich halte Übungsbücher nicht für sinnlos. Manche eignen sich sehr gut, die Sensibilität für unser Inneres zu erhöhen. Aber sie können nicht mehr als ein erster Schritt sein. Wenn dieser erste Schritt uns anregt, unserer Seele Luft zu verschaffen, anstatt ihr ein weiteres Korsett anzulegen, können sie uns helfen, ein größeres Gewahrsein für Situationen zu erhalten, die zuvor unbewusst abgelaufen sind. So können sie zu wertvollen Hilfsmitteln werden.

Da jedoch jeder Mensch eine eigene Biografie hat, können bei allgemein formulierten Übungen schnell Grenzen auftauchen. Das biografische Schutzprogramm „Ich will das nicht fühlen – ich kann das nicht fühlen – ich halte es nicht aus, das zu fühlen“ greift dann stark ein. Es gibt *gute* Gründe, weshalb wir manche Emotionen aus unserem alltäglichen Bewusstsein verbannt haben. Deshalb brauchen wir bei dem Versuch, wieder Kontakt mit ihnen aufzunehmen, an diesen Grenzen eine persönliche Anleitung und den Dialog, sodass wir Schritt für Schritt Sicherheit gewinnen und unseren Weg fortsetzen können.

Die Reise, von der ich in diesem Buch spreche, ist keine Stippvisite, sondern ein achtsames und liebevolles Unternehmen, in dessen Verlauf nachgeholt und nachgenährt werden kann, was uns durch Hindernisse in unserer Lebensgeschichte bisher nicht möglich war. Es gibt keine schnelle Lösung, um sich nachhaltig vom Essproblem freizumachen. Gäbe es sie, hätten Sie mit all den Trainingsbüchern und Ratgebern bereits den gewünschten Erfolg gehabt.

Stellen Sie sich vor, Sie hätten ein Übungsbuch erworben und wären mit dessen Hilfe zu der Einsicht gekommen, dass hinter Ihrem abendlichen Süßigkeitenkonsum eine Traurigkeit liegt. Bei einer leichteren Esssucht werden Sie mit den Übungen vielleicht einiges bewirken können. Bei einer mittleren oder schweren Esssucht werden über Jahre aufgebaute Schutzmechanismen jedoch dafür sorgen, dass die nötige Erkundung in der Tiefe ausbleibt. Sind es sogar traumatische Erlebnisse, die sich unter Ihrer Esssucht verbergen, ist eine therapeutische Einzelbegleitung unausweichlich.

Hinzu kommt, dass viele Übungsbücher auf der Ebene des Erkennens stehen bleiben. Aber das Erkennen allein reicht nicht aus. Nur Wissen anzusammeln löst nicht das Problem. Eine Klientin fand dafür dieses Bild: Einen Stadtplan von Rom zu besitzen und viele Informationen über diese Stadt gesammelt zu haben, erleichtert einem die Orientierung. Es ersetzt jedoch nicht ein *wirkliches* Dort-Sein mit den sinnlichen Erfahrungen vor Ort. Der jeder Stadt eigene Duft, ihr besonderer Klang, ihr Licht – diese Schönheiten können wir nicht durch das Studium eines Stadtplans kennenlernen.

Wir leben in einer Gesellschaft, in der von unseren Gefühlen – wie beispielsweise Wut, Traurigkeit, Angst oder Freude – nur eins erlaubt und anerkannt ist, nämlich Freude. Für die anderen gibt es Pillen, mentale Wegmach-Programme und Ablenkungsangebote.

Jeder Versuch, unseren Emotionen zu entkommen, führt uns jedoch nur tiefer in Abhängigkeiten von Dingen oder Menschen. Unser Verhängnis, sind nicht so sehr die unangenehmen Empfindungen selbst, sondern vielmehr die traurige Tatsache, dass uns auf unserem Lebensweg nicht gezeigt wurde, wie wir die ihnen innewohnenden wertvollen Botschaften für uns nutzen können. Wir bekommen in der Schule vieles beigebracht, aber eine der wichtigsten Fähigkeiten, nämlich der gesunde Umgang mit unseren Gefühlen, wird uns leider nicht gelehrt.

Es kann keine Verlockung sein, einen alten biografischen Schmerz, dem wir immer wieder ausgeliefert sind, fühlend wahrzunehmen. Eine schmerzhafte Emotion nur zu wiederholen, bedeutet, sich stets aufs Neue als Opfer dieser Empfindung zu erleben. Das ist grausam, führt zu keiner Veränderung und hat mit Heilung nichts zu tun.

Die Alternative zum gängigen Lebensmuster „einen Schmerz ständig zu wiederholen" ist: „einen Schmerz innerhalb einer neuen Erfahrung zu lösen".

Es gibt auf dem Essensheilungsweg kein Abrakadabra. Wer behauptet, Sie könnten sich von Ihrem Problem im Eiltempo weniger Wochen befreien – ohne die Flucht Ihrer Sucht in „verführerische" Ersatzbefriedigungen – bewegt sich jenseits der Grenze der Seriosität.

Aber es gibt einen Weg, der Sie aus Ihrem kraftraubenden Teufelskreis herausführen kann. Er ist ein Abenteuer, er braucht Zeit und ist nicht immer leicht. Dieses Abenteuer ist eine Entdeckungsreise – oder wie eine Klientin es ausdrückte, – eine Selbstexpedition, die uns auch an schmerzhafte Orte unserer Biografie führt. Doch indem wir diese behutsam kennenlernen und erforschen, wächst unsere Empathie für uns selbst. Sie ist der fruchtbare Boden für eine tiefere Lebensfreude.

Dieser Weg kommt nicht von außen auf uns zu, er kommt von innen.

Teil 1

3

Zu Beginn unseres Lebens

„Die Natur will, dass Kinder Kinder sind, bevor sie zu Erwachsenen werden."

Jean-Jacques Rousseau

Das emotionale Essen lässt sich nicht von unserem Leben trennen. Wenn wir es isoliert betrachten, kommen wir auf Dauer nicht voran. Um diese Verbindung erfassen zu können, müssen wir erst einmal verstehen, wie sie überhaupt entstehen konnte. Deshalb möchte ich unseren Blick in den folgenden Kapiteln auf den Beginn unseres Lebens richten.

Wenn wir einen Menschen am Anfang seines Lebens sehen, fällt Wesentliches auf: Im Vergleich zu anderen Säugetieren wird der Mensch in einer sehr frühen Entwicklungsphase geboren. Die meisten anderen Lebewesen sind nach ihrer Geburt entweder sofort oder aber recht schnell zu vielem in der Lage – beispielsweise zu laufen, oder zu klammern. Dies ist erforderlich, da bei Gefahr ihr Überleben davon abhängt.

Bei uns Menschen ist dies nicht so. Wie der Arzt und Psychotherapeut Wolf Büntig schreibt, müsste man nach unserer Geburt genau genommen weiterhin eher von einem Fötus sprechen als von einem Baby, denn als noch hilflose Wesen verbringen wir die meiste Zeit damit, zu schlafen und gefüttert zu werden.

Wir unterscheiden uns von anderen Säugetieren vor allem dadurch, dass wir Bewusstheit besitzen. Diese benötigt ein Gehirn mit einer spezifischen Größe. Nach neun Monaten müssen wir geboren werden, damit unser Kopf nicht schon zu „mächtig“ ist und im Geburtskanal stecken bleibt. Würden wir erst aus dem Mutterleib kommen, wenn wir aus dem Entwicklungsstand eines Fötus herausgewachsen sind, wären wir für eine Entbindung zu groß.

Durch unsere „Unfertigkeit“ sind wir auch nach unserer Geburt auf eine in vieler Hinsicht gebärmutterähnliche Umgebung angewiesen. Ohne ständige Umsorgung wären wir der Umwelt vollkommen schutzlos ausgeliefert.

Es gibt Völker, die von den Bedürfnissen der Neugeborenen instinktiv wissen. So schlafen beispielsweise Säuglinge auf Bali in ihren ersten hundertfünfzig Tagen nie allein und werden in dieser Zeit kaum die Arme einer Beschützerin verlassen. Auch andere Kulturen wie die !Kuan San oder die Manali ermöglichen ihren Kindern durch einen sehr engen Körperkontakt ein gebärmutterähnliches Ambiente.

Es ist erstaunlich, was die Wissenschaftler über diese Babys berichten. Sie schreien fast nie, und wenn sie unruhig werden, dauert dies, beispielsweise bei den !Kuan San, im Durchschnitt nur sechzehn Sekunden. Fast jede traditionelle Babyberuhigungstechnik basiert darauf, die Erfahrungswelt des Fötus im

Uterus nachzuahmen. Dazu gehören Elemente wie das stramme Einwickeln, das Schaukeln und Schhhh-Laute.

Bereits 1901 wies der bekannte österreichisch-deutsche Kinderarzt Meinhard von Pfaundler in einem Vortrag „über natürliche und rationale Säuglingspflege“ darauf hin, dass bei den Naturvölkern das kleine Kind „auch jenseits der Geburt gleichsam ein untrennbarer Teil des mütterlichen Körpers“ ist. Er kritisierte schon zu jener Zeit die widernatürliche Entfernung des Säuglings von der Mutter. Leider fanden seine Worte kaum Gehör.

Manche unserer Babys kommen damit zurecht, dass sie den mütterlichen Lebensraum nach ihrer Geburt nicht ausreichend vorfinden. Andere verkraften dies nicht so gut und schreien viel, da ihr Nervensystem überlastet ist. Wir sind fragil. Wir sind zarte Wesen. Wir können nicht wie andere Säugetiere bei Gefahr einfach davonlaufen.

Obwohl unser Ich-Bewusstsein zu Beginn unseres Lebens noch nicht entwickelt ist – dieses wird sich erst im Alter von zwei bis drei Jahren langsam zu bilden beginnen – arbeitet unser Gehirn von der ersten Stunde an: Wir nehmen alles auf, was wir erleben, auch wenn wir es uns später nicht mehr ins Gedächtnis rufen können. Mediziner und Psychologen sprechen dann von der Kindheitsamnesie. Unser Verstand kann in der Regel nicht auf eine bewusste Erinnerung dieser ersten Lebensjahre zurückgreifen. Dennoch haben ein nicht vorhandener emotionaler Schutzraum und andere schmerzhafte Erlebnisse aus dieser Zeit eine große Wirkung auf unser weiteres Leben.

4

Glaubenssätze

„Wir lernen, uns zusammenzureißen,
um nicht auseinanderzufallen."
Wolf Büntig

Um unser Überleben zu sichern, hat die Natur uns etwas sehr Sinnvolles mitgegeben: Unser Gehirn stellt uns mit Beginn unseres Lebens ein Drittel mehr an Nervenzellverknüpfungen bereit, als wir sie später als Erwachsene haben. Damit besitzen wir die Fähigkeit, in kurzer Zeit eine große Anzahl von Verhaltensweisen und Denkmustern aus unserem engen Umfeld aufzunehmen und in unserem Unterbewusstsein zu speichern. Jedes Kind kommt mit dieser unglaublichen Offenheit zur Welt.

Je nachdem, was wir zu Beginn unseres Lebens aus unserem engen Umfeld aufnehmen oder in ihm erfahren, formt sich unser Gehirn auf verschiedene Weise. Dies ist biologisch deshalb so wichtig, weil ein Kind, das beispielsweise in der Wüste Afrikas aufwächst, ein „anderes Gehirn" benötigt als ein Kind, das in Schweden lebt.

Am Ende des dritten Lebensjahres besitzen wir etwa 200 Billionen(!) neuronale Verknüpfungen. Dies entspricht der doppelten Anzahl der Synapsen eines Erwachsenen. Bis etwa zum Ende des zehnten Lebensjahres bleibt diese enorme Menge an

Verbindungen aktiv, danach verringert sie sich langsam.

Vom Eintritt in die Pubertät an fallen uns dann das Lernen und auch die Anpassung an neue Gegebenheiten zunehmend schwerer. Die nicht genutzten Synapsen bilden sich in den folgenden Jahren mehr und mehr zurück, bis ihre Anzahl mit etwa 100 Billionen der eines Erwachsenen entspricht. Das heißt nicht, dass wir nicht auch dann noch weiter lernen können – das können wir bis ins hohe Alter – aber so leicht wie in den ersten Lebensjahren gelingt es uns später nicht mehr. Kleine Kinder können durch ihren Reichtum an neuronalen Verknüpfungen unter günstigen Bedingungen mühelos mehrere Sprachen gleichzeitig erlernen. Die Fähigkeit, schnell zu lernen – ein Überlebensvorteil in der Frühzeit unserer Entwicklung – hat aber leider auch ihre Kehrseite: Wir speichern nämlich auch die uns einengenden Einstellungen, Überzeugungen und Verhaltensweisen unserer nahen Bezugspersonen unbewusst ab. Wir lernen zu glauben, die Welt sei so, wie wir sie von unserem Vater und unserer Mutter vorgelebt bekommen – wir kennen keine andere. Weil wir aus diesem Glauben heraus handeln, sprechen Psychologen von *Glaubenssätzen*, die unser Leben von diesem Zeitpunkt an zu steuern beginnen. Sie sind wie unbewusste Lebensregeln.

Was wir in der Welt erfahren, sehen wir durch die Brille unserer Glaubenssätze.

Ein erstes Beispiel dafür: Haben wir einen Vater, der eine von dem Glaubenssatz „Im Leben muss man sich anstrengen!“ imprägnierte Weltsicht vertritt, könnten wir als Kind die Welt ebenfalls so sehen. Unser Vater hat in seinem Leben vielleicht immer wieder Hürden überwinden müssen, und wir haben dies als Kind im Kontakt mit ihm beobachtet und erfahren. Vielleicht hat er seinen Glaubenssatz in der einen oder anderen Weise öfter ausdrücklich erwähnt. Vielleicht war der Glaubenssatz aber auch nur atmosphärisch zugegen: In der Verbindung mit unserem Vater haben wir Erfahrung auch mit seiner Weltanschauung gemacht und so treten wir – nicht bewusst, sondern unbewusst – seine Erbschaft an.

Ein Glaubenssatz wirkt wie ein Filter, der in uns festsitzt. Wir sehen die Welt durch ihn und richten unser Verhalten nach ihm aus. Das heißt: Solange die Lebensregel unseres Vaters uns mit ihrem Strom versorgt, werden wir ein Leben führen, in dem wir uns sehr anstrengen müssen. Vielleicht ohne zu wissen, warum.

Ein zweites Beispiel dafür: Hatten wir eine Mutter, die durch das emotionale Essen versucht hat, in ihrem Alltag besser zurechtzukommen, könnten wir als Kind Überzeugungen angenommen haben, die ihrer Weltsicht entsprechen. Dies können Glaubenssätze sein wie: „Essen macht die Dinge leichter.“ Auch die Mutter muss diesen Satz nie ausgesprochen haben, aber weil wir als Kind eine starke emotionale Bindung zu ihr unterhielten, haben wir wie automatisch ihre innere Haltung als auch ihr äußeres Verhalten übernommen.

Wir folgen unseren Glaubenssätzen und wissen es in der Regel nicht. Dennoch bestimmen sie unser Leben – nicht nur als Kind, sondern auch als erwachsene Person. Vielleicht kennen Sie die viele Menschen kränkende Bemerkung: „Du verhältst dich ja wie deine Mutter. Du bist ja wie dein Vater!“ Obwohl wir es nicht wollen, lassen wir uns unbewusst von den so geformten inneren Leitsätzen lenken. Selbst wenn wir versuchen, genau das Gegenteil dessen zu sein, was unser Vater oder unsere Mutter uns vorgelebt haben, stehen wir immer noch unter dem Einfluss ihrer Weltanschauung – jetzt nur im „Kampfanzug“ der Rebellion.

Wie stark diese Einflussnahme von außen auf ein Kind wirkt, zeigt eine wissenschaftliche Untersuchung, über die der Neurobiologe Gerald Hüther auf einem Symposium des „Denkwerk-Zukunft“ berichtet hat:

Sechs Monate alten Babys wurden nacheinander drei Animationen gezeigt:

- Im ersten Film krabbelt ein gelbes Männchen mühsam einen Berg hinauf.
- Im zweiten krabbelt das gelbe Männchen erneut den Berg hinauf, jedoch bekommt es nun Hilfe von einem grünen Männchen, das es von hinten anschiebt.

- In der dritten Animation wird das gelbe Männchen, nachdem es den Berg allein hochgekrabbelt ist, von einem blauen Männchen wieder heruntergeschubst.

Anschließend wurden den Babys jeweils das grüne und das blaue Männchen als Figuren vor die Nase gestellt. *Alle* Kinder griffen nach dem grünen Männchen, dem Unterstützer – keines nach dem blauen, dem Runterschubser. Der Versuch wurde vielfach wiederholt, immer mit demselben Ergebnis.

Bereits sechs Monate später sah das Ergebnis ganz anders aus: Bei dem gleichen Versuch mit denselben, inzwischen einjährigen Kindern, griffen nun rund 10 bis 20 Prozent nach dem blauen Männchen, dem Runterschubser!

Obwohl die Kinder noch nicht sprechen konnten, hatten sie in ihrem Familiensystem beobachten können, dass es jemanden gab, der sich erfolgreich auf Kosten anderer durchsetzte. Diese Untersuchung verdeutlicht, dass kein Mensch als brutaler, rücksichtsloser Egozentriker zur Welt kommt. Kinder werden so, wie die sie umgebenden Menschen es ihnen vorleben.

5

Die Suche nach Sicherheit im Außen

„Ich möchte endlich das Leben schmecken und nicht nur Schokolade.“

Eine Seminarteilnehmerin

Da das Wohl eines Kindes beinahe vollständig vom täglichen Geschehen in seiner Familie abhängt, lernen wir früh, dass das Außen darüber entscheidet, ob es uns gut geht oder nicht. Ob unsere Bedürfnisse erfüllt werden, ob wir sicher und geschützt sind, fröhlich oder traurig. Eine Rettung in schwierigen Situationen kann für uns als kleine Kinder nur von außen kommen.

Einige haben das Glück, wohlbehütet aufzuwachsen, andere haben dieses Glück leider nicht. Aber in beiden Fällen entscheiden nicht sie selbst über ihr Schicksal, sondern ihre Eltern. Kinder verfügen über keine Macht, sondern sind abhängig davon, wie die ihnen nahen Menschen ihr Leben bestimmen.

Es sind Erwachsene, die ihnen zeigen und vorleben müssten, welchen inneren Kompass sie als kleine Menschen haben. Dieses Glück widerfährt uns aber leider meist nicht, da unsere Eltern dieses Geschenk selbst nicht erfahren haben. Die Folge ist, dass wir uns, kindlich abhängig, auf Signale der Außenwelt fixieren und dann mit der unbewussten Überzeugung heranwachsen, nur etwas Äußeres könne uns Halt und Sicherheit geben.

Ich glaube, dass die Konzentration so vieler Erwachsener auf Äußerlichkeiten unter anderem auf diese frühe Erfahrung zurückzuführen ist. Dort hat meines Erachtens auch unsere Verführbarkeit durch die Werbung ihren Ursprung. Wie in der Kindheit vertrauen wir darauf, dass etwas außerhalb von uns Lockendes uns glücklich machen kann, das angesagte Design zum Beispiel, der Traumprinz oder der lukrative Job.

Auch vor unserem Essproblem macht dieses falsche Vertrauen nicht halt. So glauben wir, nur ein Ernährungsplan oder eine Diät könne es lösen. Dieser Verheißung zu folgen bedeutet aber, dass wir uns mit derselben Ohnmacht und Abhängigkeit lähmen, in der wir bereits als Kinder gefangen waren. So finden wir nicht zu der in uns ruhenden natürlichen, uns selbst bestimmenden Kraft. Nur sie aber verleiht uns Flügel dafür, um von emotionalem Essen frei zu werden. Jahrelang rennen und rennen wir und kommen doch nie bei uns an. Der Schlüssel, nach dem wir suchen, liegt nicht draußen, er liegt in uns selbst.

Wenn wir aber draußen etwas gefunden haben, das wir als Hilfe empfinden, versuchen wir verständlicherweise, es festzuhalten – und schon begeben wir uns wieder in eine Abhängigkeit.

Die Befürchtung, dass uns die positive Erfahrung wieder genommen werden könnte, lässt sich in unseren Tiefen nicht beruhigen. Ohne Kontakt zu unserem Inneren fehlt uns das Vertrauen, das wir brauchen, um uns wirklich tief entspannen zu können. Dies kann alle Lebensbereiche betreffen.

In einer Partnerschaft werden manche Leserinnen dieser inneren Belastung vielleicht dadurch zu begegnen versuchen, dass sie von ihrem Partner immer wieder Bestätigungen für seine Liebe fordern. Sie sind von seinen „Liebesbeweisen" abhängig. Auf diese Weise entscheidet weiterhin ein Draußen darüber, ob es ihnen gut geht oder nicht. Da kein Mensch gern in Abhängigkeit zu jemand anderem lebt, ist der Streit dann vorprogrammiert.

Wir Menschen sind soziale Lebewesen. Von einem anderen Menschen etwas zu bekommen, ist wunderbar. Keinesfalls möchte ich sagen, dass wir uns nur aus uns selbst heraus Wärmendes geben können und sollten. In einer Beziehung ein „Wir" zu erleben, ist ein großes Geschenk. Wenn wir aber den tieferen Kontakt zu uns *selbst* nicht spüren und stattdessen hoffen, dass andere uns *emotional versorgen*, leben wir im dauerhaften Mangel. Dabei möchte ich gern betonen, dass ein Problem erst zu einem P r o b l e m wird, wenn wir an ihm leiden. Nur wenn uns dieser Mangel schmerzt, werden wir immer wieder gegen ihn anessen müssen oder uns Ersatzbefriedungen suchen.

Wenn wir uns in leidvoller Abhängigkeit von der Außenwelt befinden, kann etwas, das von außen kommt, zu einem Suchtmittel für uns werden.

Mir ist dabei sehr bewusst, dass es selbstverständlich Situationen gibt, in denen äußere Faktoren eine große Macht darüber haben, wie es uns geht. Wenn jemand um seine materielle Existenz kämpft, ist es ganz sicher keine Hilfe, ihm zu einer Hinwendung nach innen zu raten. Das wäre arrogant und respektlos. Aber die meisten Menschen in unserer Gesellschaft sind solchen Bedrohungen glücklicherweise nicht dauerhaft ausgeliefert. Und doch läuft bei vielen Menschen das uralte, vom Außen etwas erhoffende Programm aus unserer Kindheit auch dann weiter, wenn ihr Leben in nicht bedrohlichen Bahnen verläuft.

Der Grund dafür sind unsere Glaubenssätze. Deshalb lassen Sie uns fortfahren mit diesem Thema. Es ist untrennbar mit unserem Essproblem verbunden.

6

Wie unsere Erfahrung Glaubenssätze erschafft

„Ein Kind ist kein Gefäß, das gefüllt, sondern ein Feuer, das entzündet werden will.“

François Rabelais

Glaubenssätze bauen sich auf zwei Wegen auf: Wir übernehmen sie direkt von den uns nächsten Menschen, durch deren gelebtes „Vorbild“. Oder sie entstehen dadurch, dass wir als Kinder Erfahrungen durch Ereignisse machen, aus denen wir eigene Lebensregeln für uns bilden.

Als Beispiel für einen nicht übernommenen, sondern selbst entwickelten Glaubenssatz möchte ich die Lebenssituation meiner Klientin Tina erwähnen. Als Tina zu mir kommt, wiegt sie 152 Kilo bei einer Größe von 1,69 und leidet sehr unter ihrem Gewicht. Sie spricht auffällig leise, und es ist spürbar, dass sie sich in ihrer Haut unwohl fühlt.

Tina erzählt mir, dass sie in einer Familie aufgewachsen ist, in der ihr Vater viel geschrien hat. Sie hatte Angst vor seinen Ausbrüchen, und schon früh machte sie die Erfahrung, dass sie seinem Schreien weniger ausgesetzt war, wenn sie sich so unsichtbar wie möglich verhielt. Daraus entwickelte sie den Glaubenssatz: „Wenn ich nicht auffalle, kann nichts Schlimmes geschehen.“

Diese Regel war ihr emotionaler Bewältigungsversuch und hat ihr damals sehr geholfen, die schwer erträgliche familiäre Situation auszuhalten. Wenn Tina nach Hause kam und der Vater da war, versuchte sie sich so gut es ging, aus der „Schusslinie“ zu halten. Sie bewegte sich leise und hoffte, dass er sie nicht bemerken würde.

Unbewusst bildete sich aber damals in Tina noch ein anderer Glaubenssatz: „Essen macht mich ruhig.“ Sie entwickelte die Strategie, die starken inneren Spannungen der Angst, jeden Moment der verbalen Gewalt ihres Vaters ausgeliefert zu sein, über das Essen zu regulieren. Wenn sie aß, konnte sie sich innerlich etwas entspannen. Und in der Tat, Essen kann das. Essen kann unser zu hochtouriges vegetatives Nervensystem beruhigen, und Tina brauchte eine Menge von diesem Beruhigungsmittel, um mit ihrer Angst fertig zu werden.

Darüber hinaus aß sie sich mit ihrem Gewicht auch eine Art „Schutzpanzer“ an. Dieser trennte die grobe äußere Welt von ihrem zarten inneren Wesen. Tina war, wie sie es selbst bei unserer Begegnung ausdrückte, „irgendwo hinter ihrem Gewicht vergraben“. Ihre unbewusste Lebensregel lautete: „Hinter meinen Kilo bin ich sicher!“

Diese Glaubenssätze haben sich in Tina auf dem einst kalten Fundament einer emotional schwierigen Erfahrung gebildet. Und obwohl sie längst erwachsen und ihr Vater vor einigen

Jahren gestorben ist, regen sie sich noch immer in ihr und steuern ihr heutiges Verhalten.

Bewusst Raum einzunehmen – sichtbar zu sein – ist für Tina mit Angst besetzt. Unbewusst nimmt sie sich diesen Raum mit ihrem übergewichtigen Körper jedoch bereits seit Jahren. Ihr Körper füllt den Raum aus, den ihr Bewusstsein sich noch nicht einzunehmen traut.

Glaubenssätze wirken nach meiner Erfahrung immer auf drei Ebenen:

- in der Art und Weise, wie wir uns selbst sehen
  und mit uns umgehen.
  (Unser Verhältnis zu uns selbst)

- in der Art und Weise, wie wir die Welt/das Leben sehen
  und uns in ihr/in ihm verhalten.
  (Unser Verhältnis zur Welt/zum Leben)

- in der Art und Weise, wie wir andere Menschen sehen
  und ihnen gegenüber agieren und reagieren.
  (Unser Verhältnis zu anderen Menschen)

Diese Sichtweisen können alle Lebensbereiche durchdringen: unsere Selbstwahrnehmung, den Beruf, Freundschaften, partnerschaftliche Beziehungen.

Unser Leben und damit auch unser Essproblem sind untrennbar mit unseren Glaubenssätzen verknüpft. Wollen wir das emotionale Essproblem lösen, müssen wir uns damit beschäftigen, welchen einschränkenden Lebensregeln wir bewusst oder unbewusst folgen.

Oftmals steht in Therapien das *Erkennen* von Glaubenssätzen im Vordergrund. Die Enthüllung dieser Lebensregeln allein reicht nach meiner Erfahrung jedoch nicht aus. Stehen wir nur auf diesem einen Bein, haben wir zwar neue Erkenntnisse, aber der Sog der Glaubenssätze bleibt unbewusst weiterhin wirksam. Die Folge ist: Wir fallen immer wieder in die uns einengenden Verhaltensmuster zurück.

Wir dürfen unseren Körper bei der Erforschung unserer Glaubenssätze nicht vernachlässigen.

Denn unser Körper ist auch der Körper unserer Lebensanschauung. In ihm sind Botschaften aus unserer Biografie gespeichert, die unser Kopf allein nicht entziffern kann oder aus unserer Lebensgeschichte verdrängen musste, da sie für uns zu schmerzhaft waren. Es ist unser Körper, der als wissender Erfahrungszeuge von Anbeginn unseres Lebens überall dabei war. In ihm sind die Erinnerungen gespeichert, zu denen unser Verstand oft keinen ausreichenden Zugang hat.

Die Glaubenssatzbrille, die sich in Kindertagen in uns gebildet hat und durch die wir seither die Welt sehen, hat einen großen unbewussten Einfluss auf unser Leben. Wir glauben, es sei so, wie diese Brille es uns filtert. Dies geschieht so lange, bis wir die Glaubenssätze aufdecken und mental und körperlich mit ihnen zu arbeiten beginnen. Diese Arbeit ist die Selbsterkundung, und wie bei jedem Forschen, ist der nächste Schritt ins Neue unbekannt. Manche Verfahren zur Auflösung unserer Glaubenssätze legen dem Teilnehmer nahe, ein erstrebenswertes Idealbild von sich festzulegen. Doch diese Idealbild-Malerei hat mit einem inneren Sich-Kennenlernen nichts zu tun. Bei diesen Methoden sind wir so sehr damit beschäftigt, wie wir sein sollten oder, schlimmer gesagt, wie wir meinen, sein zu *müssen*, dass wir *uns* nie wirklich begegnen können.

Oftmals geben wir uns einem Wunsch hin, ohne zu prüfen, ob dieser nicht vielleicht einem einschränkenden Glaubenssatz entspringt: Wenn wir als Erwachsene meinen, eine bestimmte Kleidergröße haben zu müssen, und ihr etwa durch Visualisierungstechniken und Autosuggestion nahe zu kommen versuchen, bleibt die Wurzel unseres Verlangens unerforscht.

Haben wir beispielsweise als Kind Anerkennung vor allem durch unser hübsches Aussehen erhalten, kann dieses Kompliment später auch weniger schöne Spuren hinterlassen: Als tiefe Unsicherheit darüber, ob wir auch als übergewichtiges, unattraktives Kind angenommen und anerkannt worden wären. Den Glaubenssatz „Nur, wenn ich hübsch und schlank bin, werde ich geliebt“ können wir als Bürde noch im Erwachsenenleben tragen.

Wir sind keine Maschinen, die man umprogrammieren kann. Wir sind Seelengeschöpfe. Unsere Verunsicherungen und unsere Wunden brauchen das wärmende Licht der Liebe, nicht den grellen Scheinwerfer der Kontrolle. Sie wollen, dass wir innehalten und uns wirklich auf uns einlassen, statt gegen uns selbst zu kämpfen. Wir haben gute Gründe, weshalb wir tun, was wir tun. Und wir benötigen ehrliche, ungeschminkte Offenheit, um sie kennenzulernen.

7

Familie, Essen und Emotionen

„Entweder Sie lieben Ihre Tochter
oder Sie wollen ein perfektes Kind.
Beides zusammen geht nicht.“
Wolfgang Bergmann

Es gibt Familien, in denen Liebe nicht umfassend gezeigt werden kann, sondern nur über die Fürsorge bei Mahlzeiten. In so einem Milieu ist die Wahrscheinlichkeit groß, dass ein Kind Glaubenssätze für sich findet, die in die Richtung „Essen ist Liebe“ gehen.

In anderen Elternhäusern können Glaubenssätze vermittelt werden, die emotionalen Schmerz mit Nahrungsmitteln koppeln. Bekommt ein Kind von der Mutter oder dem Vater häufig etwas zum Naschen wenn es sich nicht wohlfühlt, kann es zur Meinung gelangen, dass emotionalem Schmerz immer etwas Süßes folgt. „Wenn es mir nicht gut geht, hilft mir das Essen“ könnte schließlich eine mögliche Lebensregel sein.

Aber Vorsicht vor Verurteilungen! Diese Verknüpfung bedeutet nicht, dass eine Mutter oder ein Vater, die nach ihr handeln, schlecht sind! Ihr Verhalten deutet vielmehr darauf hin, dass sie in ihrem Leben selbst keinen anderen Umgang mit ihren Emotionen finden konnten. Entweder sie haben in ihrem Elternhaus Ähnliches erfahren und geben dies nun im guten Glauben, dass es hilfreich sei, an ihre Kinder weiter. Oder diese Kopplung war bei ihnen nicht familiär bedingt, sondern sie haben bewusst oder unbewusst eine eigene Verbindung von Essen und Emotion für sich entwickeln müssen, um in ihrem Leben zurechtzukommen.

Eltern oder andere nahe Bezugspersonen geben ihre Glaubenssätze zum einen durch ihr Verhalten an die Kinder weiter, zum anderen aber auch dadurch, dass das Kind beobachtet, wie die Erwachsenen in seiner unmittelbaren Umgebung mit sich selbst umgehen.

Wenn Sie, liebe Leserin, an dieser Stelle das Gefühl haben, auch Sie hätten ihren Kindern „schwierige" Glaubenssätze vermittelt, möchte ich gern sagen: Keine Mutter und kein Vater können verhindern, dass dies geschieht. Glaubenssätze gehören zum menschlichen Leben und lassen sich nicht vermeiden. Sie geben uns eine innere Orientierung. Sie sind wie ein Leitlicht. Das Entscheidende ist, ob sie der Entfaltung unseres Potenzials dienen oder ihm entgegenwirken. Somit gibt es unterstützende und einschränkende Glaubenssätze. Solange wir unbewusst den einschränkenden Glaubenssätzen folgen, können wir uns ihrem Weltbild nicht entziehen und leiden darunter.

Den größten Liebesdienst, den Eltern ihrem Kind leisten können, ist, sich selbst aus dem einengenden Glaubenssatzkorsett mehr und mehr zu befreien, um damit zu einem Vorbild für ihr Kind zu werden. Aber trotz Ihres guten Beispiels wird Ihr Kind gegen beschneidende Glaubenssätze nicht immun sein können. Sie können als Eltern nicht wissen, wie Ihre Tochter oder Ihr Sohn bestimmte Situationen in der Familie, im Kindergarten oder in der Schule für sich interpretieren und innerlich aufnehmen. Ihr Kind ist ein individuelles Wesen.

Ich arbeite immer wieder mit Müttern, die mir berichten, wie sich die Beziehungen zu ihren Kindern erfreulich verbessern, je mehr es ihnen gelingt, sich innerlich von den Fesseln ihrer leidvollen Glaubensdogmen zu befreien. Andere Klienten erzählen von ähnlich ermutigenden Erfahrungen im Verhältnis zu ihren Eltern. Das bedeutet aber nicht zwangsläufig, dass wir alles verzeihen müssen, was bei uns zu biografischen Wunden geführt hat. Im späteren Kapitel „Opfer sein" werde ich noch näher auf diesen Aspekt eingehen.

Heranwachsenden Menschen zu zeigen, wie sie Einzwängendes in sich erkennen und lösen können, ist eine Herausforderung nicht nur für Eltern, sondern für unsere Gesellschaft insgesamt. Besonders für die Schulen, die neben der Wissensvermittlung mehr Raum für die Persönlichkeitsentwicklung schaffen müssten.

Es gibt psychologische Schulen, die zwischen Glaubenssätzen und Konditionierungen unterscheiden. Ich verwende sie in gleicher Bedeutung. Nicht der Vereinfachung halber. Sondern weil ich der Meinung bin, dass die beiden Begriffe für mein Thema erheblich mehr verbindet als trennt.

8

Einschränkende und sinnvolle Konditionierungen

„Was uns am Leben erhält,
kann uns auch krankmachen."

Hippokrates

Unsere Glaubenssätze steuern uns so, dass wir in unserer Familie und in der Gesellschaft zurechtkommen können. Sie geben uns vor, was richtig oder falsch, was gut oder schlecht, erlaubt oder verboten ist.

In jeder Nation gibt es Glaubenssätze, die für die gesamte Gesellschaft gelten und aus ihrer besonderen Geschichte heraus entstanden sind, weshalb man sie „kollektive Konditionierungen" nennt.

Wir wachsen in einem Land auf, in dem wir kollektiv der Maxime folgen, dass wir einen Menschen – ganz gleich, was er getan hat – nicht umbringen dürfen. Eine weniger dramatische gesellschaftliche Regel schreibt uns vor, bei Rot an einer Ampel zu halten. Es gibt aber auch Regionen, wie beispielsweise Süditalien, in denen Autofahrer rote Ampeln nicht sonderlich beachten und dennoch kein Verkehrschaos entsteht.

Manchen gesellschaftlichen Leitsätzen folgen wir, ohne zu überprüfen, ob sie uns individuell überzeugen – so etwa dem Glaubenssatz „Nur wer schlank ist, ist zufrieden." Stark geprägt durch die Werbung, schwimmen wir bei manchen Diktaten mit dem Strom und versuchen, sie zu befolgen, ohne uns zu vergewissern, ob sie uns wirklich gut tun.

Es benötigt Wagemut, sich allgemeingültigen Meinungen entgegenzustellen. Aber bevor sich die Frage des Mutes und weiterer Schritte stellt, müssen wir erst einmal die Möglichkeit haben, wahrnehmen zu können, welche individuelle Haltung wir gegenüber einer Konditionierung einnehmen wollen und können. So gibt es Überzeugungen, mit denen wir einverstanden sein können und andere, die wir ablehnen. Aber was ist, wenn wir keine Wahl haben, diese Überprüfung der kollektiven oder der persönlichen Denkweisen in unserem erwachsenen Leben vorzunehmen, weil sie uns gar nicht auffallen?

Da den meisten Menschen die starke Wirkung ihrer einengenden Konditionierungen nicht bewusst ist, lohnt es sich, die Aufmerksamkeit stärker auf sie zu richten. Dann wird unsere Biografie zum Thema. Denn ohne ihre Einbeziehung bleibt unser Vorhaben unvollständig.

Der ursprünglich sinnvolle Automatismus, dass Kinder sich Glaubenssätze aneignen, um sich leichter zurechtfinden zu können, hat zur Kehrseite, dass sie auch aus schmerzhaften Erfahrungen entstandene Lebensanschauungen in ihrem Unterbewusstsein abgespeichert haben. Dies wirkt sich später auf das Leben jedes Einzelnen und bei emotionalen Essern auch auf das Essverhalten aus.

9

Innere Seitenwechsel

Kennen Sie dies? Sie kommen am Ende eines Arbeitstages nach Hause und denken: „Jetzt tue ich nichts mehr für die anderen. Nun gönne ich endlich nur mir etwas!“ In diesem Augenblick erscheint Ihnen das emotionale Essen als etwas, das Sie unbedingt haben müssen und das Ihnen auch zusteht. Es fühlt sich für Sie stimmig an. Nachdem Sie jedoch gegessen haben, geschieht es häufig, dass sie es bereuen.

Wie kommt es zu diesem Stimmungswechsel?

Unser „Ich“ ist kein starres Gebilde, sondern setzt sich aus unterschiedlichen Ich-Facetten zusammen. Jeder von uns kennt Situationen, in denen wir mit verschiedenen unserer Gesichter identifiziert sind. So zeigen wir im Sportverein ein anderes Gesicht von uns als beim Meeting mit Geschäftspartnern. Die Freundinnen kennen Sie eher als Begleiterin, die gern lacht, während Sie der Lehrerin am Elternsprechtag als um das Wohl ihres Kindes besorgte Mutter entgegentreten.

Alle diese verschiedenen Seiten sind wir. Sie gehören zum Reichtum unseres „Ich“. Sie fügen sich zu unserer Persönlichkeit. Das ist normal und völlig gesund. Nur, was geschieht, wenn sie nicht in Harmonie sind?

Wir streiten uns z.B. mit unserem Lebensgefährten und sind zornig auf ihn. Gleichzeitig überkommt uns nach dem Streit eine Sehnsucht, ihm nahe zu sein, obwohl wir auch noch Wut in uns spüren. Der gekränkte Anteil von uns möchte vielleicht Abstand zum Partner, während sich der sehnsüchtige in uns zu ihm hingezogen fühlt. Je nachdem, welche Identifikation in uns stärker ist, wird eine der beiden Seiten die Oberhand gewinnen und unser Handeln bestimmen.

Auf einem Seminar schilderte eine Teilnehmerin, wie sie den Wechsel ihrer inneren Persönlichkeitsseiten beim emotionalen Essen erlebte. Sie hatte das Problem, dass sie abends regelmäßig Süßigkeiten naschte und sich danach immer wieder darüber ärgerte.

Nachdem sie an einem Abend wieder zu viel gegessen hatte, bat sie ihren Mann: Wenn sie das nächste Mal Schokolade wolle, solle er sie unbedingt daran hindern. Als sie mit ihrem Partner darüber sprach, war sie mit einem Ich-Aspekt in ihr identifiziert, der entschlossen war, ihrer Naschlust endgültig die Rote Karte zu zeigen.

Ein paar Tage später jedoch, als sie erneut Schokoladen-Drang spürte, hatte die Identifikation mit diesem Nein sagenden Ich-Anteil seine Kraft verloren. Sie wurde wieder von einer Charakterfigur geführt, die unbedingt emotional essen wollte, und zwar sofort.

Ihr Mann erinnerte sich an die Bitte seiner Frau und versuchte, sie vom Essen abzuhalten. Die Folge war ein Streit, in dem die Frau ihren Mann anschrie, sie wisse sehr wohl selbst, wann sie etwas essen wolle, und lasse sich von ihm nicht wie ein kleines Kind behandeln.

Auch wenn die Teilnehmerin diese Geschichte heiter erzählte, wird das damit verbundene Dilemma sichtbar. Jeder Mensch hat Erfahrungen mit dem unfreiwilligen Umschwung seiner inneren Seiten gemacht, der oftmals zu Verstrickungen führt und beim emotionalen Essen in einen Teufelskreis.

Vielleicht kennen Sie, liebe Leserin, die Situation, dass Sie nach einem Essanfall alle verbleibenden Süßigkeiten in den Mülleimer werfen und ihn nachts noch auf die Straße bringen. Sie sind in diesem Moment mit einem Persönlichkeitsanteil in sich identifiziert, der nicht mehr emotional essen möchte und Sorge hat, dass Sie sich später doch noch an den Pralinen vergreifen könnten, wenn sie in der Wohnung blieben.

Klienten drücken diese Erfahrung häufig in dem Satz aus: „Ich kann mir selbst nicht trauen!“ Wenn wir uns aber selbst nicht vertrauen können, wie wollen wir dann zu einem Wohlfühlgewicht kommen? Dieses Gewicht zu erreichen und entspannt halten zu können, setzt ein Einverständnis mit uns selbst voraus.

Solange wir den Aspekt der wechselnden Identifikation mit unseren inneren Ich-Seiten nicht in die Lösung unseres Essproblems einbeziehen, werden wir bei unserem Nein zum emotionalen Essen nicht bleiben können. Das Wechselspiel der Identifikationen wird unser Vorhaben früher oder später zunichtemachen. Um nicht mehr unbewusst Spielball unserer Gemütsschaukel zu sein und aus dem emotionalen Essenskreislauf aussteigen zu können, brauchen wir genauere Kenntnisse von der Dynamik unserer Persönlichkeit.

Teil 2

10

Das Zusammenspiel unserer inneren Seiten

> Sollten Sie mein erstes Buch kennen, freue ich mich, Sie auf den nächsten Seiten in eine Vertiefung des bisherigen Wissens einzuführen. Da ich Schritt für Schritt vorgehe, bitte ich um Nachsicht, dass manche Überschneidungen mit dem ersten Buch unvermeidbar sind. Nur so kann ich von dort aus in die Tiefe gehen.

Jeder fühlende Mensch weiß, dass Kinder Liebe so stark zum Leben brauchen wie die Luft zum Atmen. Denken wir an den grausamen Versuch Friedrichs II., der herausfinden wollte, was die ursprüngliche Sprache der Menschen sei. Dafür nahm er einigen Müttern ihre Babys weg und gab sie Pflegerinnen und Ammen. Sie wurden angewiesen, die Säuglinge zu füttern, zu waschen und mit dem körperlich Notwendigen zu versorgen. Jegliche emotionale Zuwendung – Zärtlichkeit oder verbale Kommunikation – aber wurde ihnen vorenthalten. Obwohl körperlich sehr gut versorgt, starben alle Kinder.

Wie ich inzwischen weiß, sind sich die Historiker nicht darüber einig, ob dieses Experiment tatsächlich stattgefunden hat. Aber auch wenn es nicht eindeutig belegt werden kann, steht doch eines außer Frage: Die empfindsame Psyche eines Kindes kann schweren Schaden erleiden, wenn es keine Liebe erfährt.

Der bekannte österreichisch-amerikanische Psychoanalytiker René A. Spitz hat dies eindrucksvoll nachgewiesen. Bereits Mitte der dreißiger Jahre begann er, die Entwicklung von Kleinkindern in einem Säuglingsheim und der Wiener „Kinderübernahmestelle" zu erforschen. Dieses Findelhaus beherbergte etwa 90 Kinder vom vierten Lebensmonat an unter kaltherzigen Bedingungen. Sie wurden sauber gehalten, erhielten jedoch keine individuelle emotionale Betreuung.

Spitz stellte bei diesen Kindern fest: „Die Verlangsamung der Motorik kam voll zum Ausdruck; Die Kinder wurden völlig passiv ... Der Gesichtsausdruck wurde leer und schwachsinnig, die Koordination der Augen ließ nach." Der Verfall „manifestiert sich zuerst in einer Stockung der psychischen Entwicklung des Kindes; dann setzen psychische Funktionsstörungen ein, mit denen somatische Veränderungen einhergehen. Im nächsten Stadium führt dies zu gesteigerter Infektionsanfälligkeit und schließlich, wenn der Mangel an affektiver Zufuhr bis ins zweite Lebensjahr hinein andauert, zu einer auffallenden Erhöhung der Sterblichkeitsquote." Von den 90 Kindern starben im ersten Lebensjahr 24 und im zweiten Lebensjahr vier weitere.

Auch wenn dies ein extremes Beispiel ist, so macht es doch deutlich, wie dringend Kinder auf Zuwendung angewiesen sind. Obwohl René A. Spitz' Untersuchungen bereits vor einigen Jahrzehnten veröffentlicht wurden und zahlreichen Forschern bei weiterführenden Erkenntnissen dienten, ist leider in weiten

Kreisen unserer Gesellschaft ihre Botschaft noch nicht angekommen: Dass uns die Verantwortung zufällt, die Verletzlichkeit der Kinderseele anzuerkennen.

Wenn Sie, liebe Leser, Eltern sind, werden Sie erfahren haben, dass ein Kind nicht als eines unter vielen auf die Welt kommt. Kein Kind ist wie ein anderes. Es hat bereits als Säugling eine besondere Eigenart. Manche nennen es „das natürliche oder authentische Selbst“, andere „unsere wahre Natur“. Ich bevorzuge die Begriffe „Wesenskern“, „Seele“, „tiefes Sein“ oder „Essenz“. Alle Begriffe stehen für unser ureigenes Potenzial. So wie es unseren Fingerabdruck nicht ein zweites Mal unter mehr als 7,2 Milliarden Menschen gibt, so einzigartig sind wir von Natur aus als Menschen.

Im Bauch unserer Mutter machen wir die Erfahrung, dass wir uns Tag für Tag entwickeln und dabei von einer versorgenden und schützenden Verbindung getragen werden. Als Ungeborene leben wir in einer Symbiose mit unserer Mutter – wir sind mit ihr eins. Diesen Gleichklang aus innigster Nähe und Wachstum vernimmt schon das Embryo. Auch wenn manche Winzlinge bereits im Mutterleib schmerzhafte Erfahrungen machen mussten, so wärmt sie doch auch das Erleben von nährender Einheit.

Kommen wir auf die Welt, „wünschen“ wir, dass wir auch außerhalb des Mutterschoßes diese Einheit von Selbstentfaltung und inniglichem Kontakt vorfinden werden. Dieser „Wunsch“ kann beim Kind zu einem existenziellen inneren Konflikt führen: Es hat die tiefe Erwartung, in der Welt, so wie es ist, aufblühen zu können, erfährt jedoch sehr häufig, dass es nur durch erlaubtes Verhalten liebevolle Zuwendung erhält und mit einem abweichenden Verhalten seelisch hungrig zurückbleibt. Um Zuneigung und Liebe zu erfahren, wird es sich anpassen – und vielleicht sogar von seiner „Natur“ entfernen müssen.

Da die meisten Eltern in ihrer Kindheit ähnliche Erfahrungen gemacht haben und dadurch selber kaum in Kontakt mit dem *eigenen* Wesenskern sind, können sie auch den ihres Kindes nicht zureichend erkennen und fördern. Sie können nur an ihre Töchter und Söhne weitergeben, was sie nach eigenen Glaubenssätzen verinnerlicht haben.

Meine Klientin Andrea ist von ihrem Wesenskern her ein sehr aktiver und bewegungsfroher Mensch. Da ihre Mutter während Andreas Kindheit mit vielen Schwierigkeiten zu kämpfen hatte, war sie mit ihren Nerven häufig am Ende und hatte große Mühe, sich an Andreas Munterkeit zu erfreuen. Das Kind war ihr mit seiner starken Aktivität schlicht zu viel. Wenn Andrea umhersprang und ihre Lebendigkeit feierte, schrie ihre Mutter sie oft an, sie solle doch endlich still sein und sich „normal“ verhalten.

In jener Zeit war es Andreas Mutter nicht möglich, die eigene Unzulänglichkeit zu erkennen und in ihrem Verhalten etwas zu verändern. Sie projizierte *ihre* Probleme auf ihre Tochter. Diese lernte schnell, dass sie die liebende Aufmerksamkeit ihrer Mutter nur dann bekam, wenn sie sich leise verhielt und ihre Lebenslust bremste.

Andrea musste sich von ihrem Wesenskern distanzieren und anders sein, als sie von Natur aus war, um die Liebe ihrer Mutter zu erhalten. Als sie zu mir in die Therapie kam, bestimmte sie sehr stark der Glaubenssatz: „Wenn ich so bin, wie ich eigentlich bin, bin ich den anderen zu viel. Dann gehen alle weg, und ich bleibe allein."

Die leider häufige Gefahr ist: Um als Kind von unseren Nächsten nicht emotional verlassen zu werden, müssen wir uns selbst auf einer intimen Ebene verlassen. Wir werden so, wie unser enger Umkreis meint, dass wir sein sollten, und können nicht mehr der Mensch sein, der wir von unserem Ursprung her sind. Wir entwickeln unsere Persönlichkeit nicht gemäß unserem Wesenskern, sondern nach den Gebotstafeln unserer Umwelt.

Um zu veranschaulichen, was dies für uns in einem tieferen Sinne bedeutet, möchte ich Sie bitten, sich Folgendes vorzustellen: Nehmen wir an, Sie würden eines Morgens Ihre Augen öffnen und sich in einer vollkommen fremden Umgebung wiederfinden. Sie wissen nicht, wie Sie an diesen fernen Ort gekommen sind und haben keine Ahnung, wie Sie in Ihre Heimat zurückkehren können. Dort, wo Sie aufgewacht sind, leben auch Menschen, aber sehr schnell bemerken Sie, dass diese, obwohl sie Ihre Sprache sprechen, anders sind als Sie, denn sie teilen Ihre Wahrnehmungen nicht. Die Leute dort sagen Ihnen, dass das, was Sie fühlen, nicht stimmt und dass Sie lernen müssen, die Dinge „richtig" zu sehen. Anfangs rebellieren Sie und bestehen darauf, dass Ihre Empfindungen doch wahr seien. Sie diskutieren mit den anderen, streiten sich, aber es findet sich keiner, der Ihnen zustimmt. Sie erleben, dass Sie nicht zur Gemeinschaft gehören können, wenn Sie weiterhin bei *Ihrer* Wahrheit bleiben, und geraten immer mehr in ein inneres Dilemma, in Einsamkeit.

Je länger Sie mit den Personen dort leben, desto verunsicherter werden Sie. Mit der Zeit tauschen Sie das Ausrufezeichen hinter Ihrer Wahrnehmung gegen ein Fragezeichen ein. Sie fühlen sich verloren und hoffen, dass irgendwer Ihre inneren und äußeren Sinneseindrücke bestätigen möge, denn Sie fürchten um Ihre psychische Gesundheit. Aber dieser Irgendwer kommt nicht, und so wird Ihre gefährliche Verunsicherung immer größer. Was ist wahr, und was ist nicht wahr? Können sich so viele andere Menschen irren?

Und nun stellen Sie sich bitte die gleiche Situation aus der Perspektive eines Kindes vor. Als Erwachsene verfügen wir über

Erinnerung. Wir können uns entsinnen, dass unsere Beobachtungen und Empfindungen in unserem Herkunftsland von anderen geteilt wurden. Kleine Kinder können dies nicht. Außerdem haben wir als Erwachsene die Fähigkeit, zu überblicken und einzuordnen. Aber wie ergeht es einem Kind?

Anfangs äußert es vielleicht noch seine Verunsicherung darüber, dass es viele Dinge, die es erlebt, nicht versteht – etwa wenn es spürt, dass die Mutter traurig ist, sie aber sagt, es gehe ihr gut. Oder wenn es Angst fühlt, aber diese lächerlich gemacht oder heruntergespielt wird. Seine Eindrücke werden von den meisten Erwachsenen nicht wertschätzend behandelt, sondern als übertrieben belächelt. Nicht weil die Erwachsenen böse sind, sondern weil sie in ihrer Kindheit genauso behandelt wurden.

Nach einiger Zeit muss das Kind den Kontakt zur ureigenen Wahrnehmung - und damit zu seinem Innersten - aufgeben, um zur Gemeinschaft gehören zu können. Es spürt nicht mehr, wer es ist, sondern übernimmt die Weltsicht seines Milieus. Oder es macht zwar eigene Erfahrungen, strengt sich aber an, diese mit den ihm zur Verfügung stehenden inneren Glaubenssatzsystemen in Übereinstimmung zu bringen.

Diese Entfremdung von unserer Wahrheit ist natürlich nicht nur an *ein* Erlebnis geknüpft, sondern ein schleichender Prozess. Statt als Kind unseren Wahrnehmungen zu vertrauen und unsere Erfahrungen mit unserer Empfindung in Einklang zu bringen –

was nur gelingen kann, wenn uns ein Erwachsener dafür Raum gibt – beginnen wir, uns über unsere Konditionierungen zu definieren. Wir filtern und ordnen was wir hören, sehen und fühlen mit unserer Glaubenssatzbrille.

So formen wir mit der Zeit unsere Ich-Definition durch Glaubenssätze und setzen sie mit unserer Persönlichkeit gleich. Das hat weitreichende Folgen.

Wenn wir uns nämlich von unserem Wesenskern entfernen, entsteht in uns ein Persönlichkeitsanteil, den man als verlassenes inneres Kind bezeichnen könnte. Ohne die Verbindung zu unseren inneren Wurzeln können wir aber kein Urvertrauen spüren.

Die damit einhergehende innere Halt- und Orientierungslosigkeit wird oft von einer angstvollen Leere begleitet. Das verlassene innere Kind repräsentiert unsere emotionalen Wunden. Das bedeutet: Dieses Gesicht unserer Persönlichkeit ist eines des emotionalen Schmerzes. Es kann sich in Empfindungen wie Angst, Wut, Traurigkeit, Scham oder Ekel ausdrücken.

Doch trotz dieser Kruste, die wir um unsere Seele gebildet haben, ist es nicht möglich, unsere tiefste Wahrheit ganz zu verlieren. Wir können uns von ihr entfernen und uns nicht mehr mit ihr in Kontakt fühlen, aber unser innerstes Zuhause kann uns nicht verschlossen werden. Ganz gleich, wie weit wir uns von uns entfernen mussten, unser Rückweg ist nie versperrt.

Jedes Kind hat von Geburt an ein natürliches Empfinden für sich selbst. Bei einem Baby kann man dies sehr schön beobachten. Bereits sehr kleine Kinder machen durch Körpersignale deutlich, was sie möchten und was nicht. Wir haben ein biologisch tief verankertes Gespür dafür, was uns gut tut und was uns Unbehagen bereitet. Wenn das Baby sich nicht wohlfühlt, fängt es an zu schreien.

Jeder von uns trägt dieses natürliche Feingefühl für sich selbst in sich. Auch wenn wir es nicht bewusst wahrnehmen oder ihm nicht mehr vertrauen, ist es dennoch in uns. Dieses Feingefühl können und müssen wir wieder wecken. Voraussetzung dafür ist, dass wir aufhören, einer äußeren Lebens-Verkehrs-Ordnung zu folgen, die uns sagt, was gut und was schlecht für uns sei.

Für unser emotionales Essproblem heißt das: Ein für uns vorgefertigter Gewichtsreduktionsplan, woher auch immer er stammt, kann dieses Feingefühl nicht vermitteln. Ja, er verhindert es sogar, weil durch ihn das alte Muster aufrechterhalten bleibt, dass eine äußere Regel ein inneres Empfinden ersetzt. So können wir unserem ursprünglichen Selbst nicht näher kommen, sondern bleiben weiterhin ohne Dialog mit ihm. Unser Essdruck ist ein sicheres Zeichen dafür, dass dieser Dialog unterbrochen ist.

Der bekannte Bindungsforscher John Bowlby macht darauf aufmerksam, dass Kinder nur dann ein kompetentes und liebenswertes Selbstbild entwickeln können, wenn Eltern aufgeschlossen auf Signale ihrer Kinder reagieren. Die Eltern ermöglichen ihren Kindern dadurch die Erfahrung, dass auch ihre negativen Gefühle eine willkommene Bitte um Unterstützung sein können.

Wenn wir uns jedoch als Kind so zeigten, wie wir waren, und daraufhin als nicht liebenswert zurückgewiesen wurden, oder wenn wir erfahren mussten, dass uns auch nahe Bezugspersonen überwiegend verächtlich, abwertend, missgünstig oder auch kalt begegneten, blieb uns nichts anderes übrig, als zu glauben, dass unsere Innenwelt mit unseren Gefühlen etwas Unwillkommenes ist.

Der Preis dafür ist hoch: Wir können keinen gesunden Kontakt zu uns halten und kein authentisches Selbstwertgefühl entwickeln. Wir distanzieren uns von uns selbst und fühlen uns minderwertig. Auf diese Weise entsteht ein verlassenes inneres Kind, das sich seiner selbst schämt. Der Psychiater Leon Wurmser spricht von der „Urscham des Ungeliebtseins“.

Viele Eltern geben oft ungewollt das eigene verlassene innere Kind an ihre Töchter oder Söhne weiter. Wenn ihr Kind aus ihrer Sicht etwas falsch macht, richten sie ihr Urteil nicht allein auf die *Handlung* des Kindes, sondern auf das Kind als Ganzes. Die Information, die an das Kind weitergegeben wird, ist dann nicht: Dein *Tun* war verkehrt, aber du bist dennoch liebenswert, sondern: *Du* bist ein Versager, *du* bist verkehrt! Das Kind hat so nicht die Möglichkeit zu erfahren, dass es einen Fehler *gemacht hat*, sondern glaubt, dass es selbst ein Fehler *ist.*

Um uns als Kind nicht selbst die Schuld an den schmerzhaften Erfahrungen in unseren Familien zu geben, brauchen wir eine Eltern-Kind-Kommunikation, in der

- unsere Bezugspersonen verlässlich da sind, sodass wir das Vertrauen entwickeln können, in körperlicher *und* emotionaler Hinsicht existenziell versorgt zu werden.

- wir spüren, dass wir geliebt werden, wenn wir uns so zeigen, wie wir sind – vor allem auch dann, wenn wir negative Gefühle wie Wut, Traurigkeit, Scham, Ekel oder Angst äußern.

- unsere kindlichen Grenzen respektiert und gewahrt werden.

- wir als Individuum gesehen und wertgeschätzt werden.

- unsere innere Wahrnehmungswelt geachtet wird.

Die meisten Menschen haben dies nicht erfahren. Die gute Nachricht ist: Wir können es nachholen. Wir können die einschränkenden Glaubenssätze, die in uns wirksam sind, aufdecken und uns ihnen Schritt für Schritt widmen.

Wir können sie lösen, wenn wir uns erlauben, das verlassene innere Kind in uns wahrzunehmen und ihm neue Erfahrungen zu eröffnen. Wir können lernen, die Emotionen und Bedürfnisse unseres verlassenen inneren Kindes wertschätzend zu fühlen und ihnen den Respekt zu geben, die sie verdienen und bisher nicht erhalten haben. Wir können unserem inneren Kind als Erwachsene zeigen, dass wir heute – anders als in unseren frühen Jahren – in der Lage sind, Erwartungen und Konflikten auf eine offene Weise zu begegnen, deren Folgen uns nicht bedrohen.

Manchmal überschreiten Eltern Grenzen, ohne dass es ihnen auffällt. So kann zum Beispiel, wie es der Autor Stephan Marks beschreibt, eine Mutter, angezogen vom Duft und der weichen Haut ihres Neugeborenen, immer wieder den Hautkontakt mit ihrem Baby suchen, obwohl sein abwehrendes Strampeln darauf aufmerksam macht, dass es in diesem Moment keinen Kontakt zu ihr wünscht. Erkennt sie das abwehrende Signal ihres Säuglings, wird sie auf die eigene Bedürftigkeit zurückgeworfen, für deren Befriedigung nicht ihr Kind zuständig ist.

Wenn Eltern jedoch ihre Bedürfnisse nicht kennen oder durch ihr eigenes verlassenes inneres Kind daran gehindert werden, zu ihnen zu stehen, ist die Gefahr groß, dass sie ihre Tochter oder ihren Sohn für die eigenen Wünsche benutzen und die Abwehrsignale ihres Sprösslings übersehen oder ignorieren. Das Kind wird zum Objekt gemacht. Es soll das Loch im Selbstwertgefühl der Eltern ausfüllen.

Geschieht dies häufiger, muss das Kind sich damit „arrangieren". Es kann dann zum Beispiel den einschränkenden Glaubenssatz entwickeln, dass seine Stoppzeichen nichts bewirken und dass sein Begehren nicht so wichtig ist. Es hat für die anderen da zu sein, ganz gleich, wie ihm selbst zumute ist.

Auch viele emotionale Esser haben im Laufe ihres Lebens lernen müssen, ihre persönlichen Anliegen als unwichtig einzustufen. Sie versuchen über das Essen ersatzweise ihre Bedürfnisse zu stillen, die sie sonst zugunsten anderer zurückstellen. Beim Essen sind sie nicht mehr Gebende, sondern können endlich Nehmende sein.

11

Der Preis der Normalität

„Die Eltern sollen uns nie das Leben lehren,
denn sie lehren nur ihr Leben."

Rainer Maria Rilke

Wir sollen als Kinder lieb und ordentlich – also angepasst und unauffällig – sein. Der Preis dafür ist, dass die meisten von uns ihre naturgegebene Individualität nicht oder nicht mehr ausreichend wahrnehmen können.

Wir werden zur Normalität erzogen. Das heißt nichts anderes, als dass wir aufgefordert werden, Konditionierungen zu verinnerlichen, die der allgemeinen Norm entsprechen. Uns bleibt keine Wahl: Zu mächtig ist die Notwendigkeit, unsere Einzigartigkeit zugunsten fremder Erwartungen aufzugeben. Das ist das Drama, das sich im stillen Kämmerlein der meisten kindlichen Biografien ereignet. Wir verlieren unsere natürliche Eigenheit, die sich nicht durch unser *Tun*, sondern über unser innerstes *Sein* definiert.

Unser Aufbegehren wird durch Liebesentzug zum Schweigen gebracht. „Was glaubst du eigentlich, wer du bist?" Wenn Eltern so sprechen, lassen sie ihr Kind spüren, dass es nicht anders sein darf als sie selbst. Wir sollen nicht zu individuell sein und uns nicht zu stark von den anderen unterscheiden.

Neurobiologen haben herausgefunden, dass bei emotionalen Schmerzen dieselben Hirnregionen aktiviert werden wie bei körperlichen. So verursacht beispielsweise das Gefühl oder auch nur die Angst, aus einer Gemeinschaft ausgeschlossen zu werden, ähnliche Schmerzen wie ein physisches Leiden.

Kein Mensch kann das über Jahre aushalten. Spüren wir als Kinder, dass wir in einer Familie leben, die unsere ganz individuellen Tiefen nicht versteht – auch wenn die Familie uns aus ihrer Sicht liebt und aus ihrem Weltbild heraus für uns das Beste wünscht –, brauchen wir dringend etwas, um unseren dadurch verursachten Schmerz ertragen zu können. Wir greifen zu Ersatzbefriedigungen oder zu Nothandlungen.

Bei manchem emotionalen Esser übernimmt die Nahrungsaufnahme bereits in der Kindheit diese Ausgleichsfunktion. Einige finden andere Bewältigungsstrategien und entdecken erst in späteren Jahren das Essen als möglichen Notausgang zur Befriedigung ihrer emotionalen Bedürfnisse.

Wenn es uns nicht gut geht und wir etwas finden, das unser Unwohlsein betäubt, wird unser Belohnungszentrum im Gehirn geweckt. Ohne tiefer auf die biochemischen Details einzugehen, kann man vereinfachend sagen: Jedes Mal, wenn es uns gelingt, etwas gegen unser Leiden zu unternehmen, speichert unser Gehirn diese Anti-Schmerz-Strategie als erfolgreiche Handlung ab und belohnt uns daraufhin mit einem körperlichen

Wohlgefühl, indem es bestimmte Hormone ausschüttet. Dieses Wohlbehagen motiviert uns, das gleiche Verhalten in einer bald ähnlichen Situation zu wiederholen.

Evolutionsbiologisch ist dies absolut sinnvoll. Bei Menschen wie auch bei vielen Tieren sind vor allem Essen, Sex und soziale Kontakte mit angenehmen Empfindungen verknüpft. Das ist ein guter „Trick" der Natur, unser Überleben und den Erhalt unserer Art zu gewährleisten.

Dieses Belohnungs- oder Motivationssystem funktioniert jedoch nicht nur in physiologisch überlebenswichtigen Bereichen wie der Deckung des Nahrungsbedarfs, sondern springt auch immer dann an, wenn wir einer emotionalen Belastung ausgesetzt sind und einen Weg finden, sie zu verringern. Auf den Esszwang angewandt: Wir erleiden seelische Qualen und brauchen etwas, das uns diese nimmt. Daraufhin essen wir, und unser Gehirn schüttet Hormone aus, die uns mit einem angenehmen Gefühl dafür belohnen, dass wir den Schmerz besänftigt haben. Dies wiederum regt uns dazu an, uns in einer ähnlichen Stress-Situation ein weiteres Mal eine kleine Extrapraline, quasi ein essbares Trostpflaster, zu gönnen. Denn nichts ist so verlockend wie die Aussicht, die schnelle Linderung eines Leids zu erleben.

Was dabei in unserem Gehirn geschieht, hat der deutsche Psychiater Manfred Spitzer in einem Bild beschrieben, das ich hier für unsere Zwecke ein wenig ergänze: Anfangs gibt es eine unberührte Schneelandschaft, in der wir uns Schritt für Schritt einen Weg bahnen (wir haben ein Problem und essen emotional). Mit den ersten Schritten hinterlassen wir nur einige Fußspuren im Schnee. Denen folgen wir beim zweiten, beim dritten, beim vierten Mal und so immer weiter (mehrmaliges emotionales Essen), bis daraus langsam ein schmaler Pfad und irgendwann ein breiter Weg geworden ist, auf dem es sich nun sehr leicht gehen lässt. Unser Gehirn erinnert sich immer schneller an das emotionale Essen in einer für uns schwierigen Situation und fordert uns fortan immer häufiger und heftiger auf, es zu wiederholen (wir spüren den Drang, bei Essdruck so schnell wie möglich etwas zu essen).

Dieses Ansporn-System in unserem Gehirn beeinflusst unsere Gefühle und Emotionen. Es wird darum umgangssprachlich auch als Gefühlshirn bezeichnet. Da es einen anderen Bereich aktiviert als jenen, in dem unsere Ratio beheimatet ist, nützt es nicht viel, uns die Schokolade mit unserem Intellekt zu versagen. Auch die von unserem Verstand gesteuerten Selbstvorwürfe und guten Vorsätze nach einem Essanfall haben keine dauerhafte Wirkkraft. Unsere Vernunft allein besitzt nicht die Stärke, unserem Gefühlshirn im entscheidenden Moment Einhalt zu gebieten. Früher oder später werden wir uns doch dazu verführt fühlen, die Süßigkeit zu essen.

Um diesem Hamsterrad zu entkommen, benötigen wir etwas, das uns mit bleibender Kraft genauso stark anspricht und damit genauso verlockend für uns wird wie unser Suchtdruck. Um im eben benutzten Bild zu bleiben: Wir brauchen etwas, das uns so fasziniert, dass wir den gewohnten Weg durch den Schnee verlassen und uns auf unbekanntes Gelände wagen. So kann durch unsere Fußspuren ein neuer Weg entstehen, während der alte langsam zuschneit. Da bei emotionalen Essern Anteile ihres verlassenen inneren Kindes zum Essproblem geführt haben, kann genau deren Erkundung, die Begegnung mit ihnen, jene emotionale Intensität hervorrufen, die uns die Kraft und die Beharrlichkeit gibt, den alten Trampelpfad zu verlassen.

Meine Erfahrung ist, dass nichts eine so positive Wirkung auf uns hat wie die tiefe intime Begegnung mit der eigenen inneren Wahrheit.

Diese Erkundung setzt voraus, dass wir uns zurück an die Gabelungen begeben müssen, an denen wir unser inneres Kind verlassen haben. Wir müssen zurück in unsere Biografie. Es ist dafür nicht nötig, lange in unserer Lebensgeschichte nach möglichen Ursachen für den Abschied zu suchen. Unser emotionaler Essdruck führt uns auf geradem Wege zu den für uns relevanten biografischen Orten. Wenn wir es nicht darauf anlegen, unseren Essdruck einfach nur loszuwerden oder uns mit ihm durch Diätprogramme zu arrangieren, kann er uns direkt in das emotionale Zimmer bringen, in dem die Anteile des verlassenen inneren Kindes zu finden sind, die unser Leben unterhalb unseres Bewusstseins lenken.

„Karotten statt Schokolade!“ Solche Verbote lösen unser Problem genauso wenig wie wahllos emotionales Essen. Wir können vielmehr unseren Essdruck als Kompass nutzen lernen, damit er uns zu unseren aus der bewussten Wahrnehmung vertriebenen Persönlichkeitsorten führt.

Mit dem Verstand allein werden wir die blockierten Ich-Seiten in uns nicht ausreichend erhellen können. Auch der Vorsatz, den Esszwang einfach nur zu beseitigen, hindert uns eher daran, diese Tiefen in uns zu berühren. Denn mit diesem Vorsatz vermitteln wir die Information an unser Unterbewusstsein, dass es etwas in uns gibt, das nicht annehmbar ist. Dadurch fühlen sich unsere verlassenen inneren Kinder nicht akzeptiert und weiterhin verlassen. Der Kreislauf wird sich mit dieser Einstellung immer weiter fortsetzen, denn damit bestätigen wir nur einen der Grundleitsätze unserer Erziehung: „Du musst dich auf eine bestimmte Art und Weise verhalten, sonst bist du nicht in Ordnung.“ So bleiben wir in dem Gefängnis, aus dem heraus sich unser Essproblem gebildet hat.

Was wir für diese Reise benötigen, ist die Einbeziehung unseres inneren Körpers. Ihn behutsam kennenzulernen, hat eine sensible Wirkung auf uns. Die Kraft, die wir bisher benötigten, um die physioemotionalen Spannungen in uns zu verdrängen oder abwehrend zu dämpfen, müssen wir dann nicht länger aufbringen. Unser Nervensystem kann sich nach und nach entspannen.

Einige beginnen ihre Reise mit einer starken Antipathie gegen sich selbst. Sie haben gute Gründe, weshalb sie sich selbst verschmähen oder manchmal sogar hassen. Wenn wir aber im Laufe der Zeit unseren Sicherheitsabstand zu uns selbst mit Bedacht schrumpfen lassen, fühlen wir langsam einen anderen „Pulsschlag“ in uns. Er ermöglicht uns den Eintritt in die Welt der Empathie. Nicht nur für unsere Mitmenschen. Für uns selbst! Sie ist die Hebamme für tiefgreifende Veränderungsprozesse.

Diese Art des Mitgefühls ist kein vorgefertigter kontrollierender Blick auf uns selbst, sondern wahrhaftige Liebe. Wir müssen sie nicht in uns suchen. Vielmehr gilt es, aus dem Weg räumen, was den Kontakt zu ihr verhinderte: Unsere bisherige Lebensanschauung. Diese Liebe manipuliert nicht. Sie umarmt – auch die Ablehnung und den Widerstand. Sie entwertet nichts und will nicht überzeugen. Sie kehrt nichts unter den Teppich, sondern lehrt uns Hingabe.

Das mag einfach klingen, aber dieser Eindruck täuscht. Auf dem Weg zu unseren verlassenen inneren Kindern begegnen uns erst einmal viele schmerzhafte Emotionen wie Verunsicherung, Scham, Wut, Angst, Unruhe oder Traurigkeit, die durch das

Anpassungsprogramm unserer Erziehung in uns entstanden sind.

Diese Verletzungen sind wie von einem Eispanzer umgeben, und es ist, als sehnten *sie* sich danach, dass wir *ihn* durch unsere Präsenz zum Schmelzen bringen, um die in ihm eingeschlossene Kraft zu befreien.

Wenn wir dieses Eis berühren, ist es erst einmal spitz, hart und kalt, und wir haben Angst, in seiner Nähe zu erfrieren. Aber wenn wir uns nicht abschrecken lassen und seinem Geheimnis weiter folgen, erfahren wir, dass das, wovor wir uns gefürchtet haben, in unserem Erwachsenendasein keine Macht mehr hat.

Solange wir uns nicht unserem verlassenen inneren Kind zuwenden, wird das emotionale Essen die psychologische Aufgabe übernehmen müssen, sich um dieses zu kümmern.

Aber dort, wo sich unser Herz langsam erwärmt, brauchen wir kein übermäßiges Essen mehr, um unsere innere Kälte abzudämpfen.

Die meisten Eltern handeln sicher nicht aus dem Bestreben heraus, ihrem Kind etwas Böses anzutun, auch wenn ihr Verhalten dennoch leider diese Auswirkung haben kann. Vielmehr schauen sie – und das meist in bester Absicht – mit einem vorgefertigten Blick auf ihren Sohn oder ihre Tochter und versuchen, Einfluss darauf zu nehmen, wer sie ihrer Meinung nach sein sollen. Durch die eigenen Konditionierungen glauben sie, ihr Kind müsse auf eine bestimmte Weise erzogen werden, um in der Welt bestehen zu können – einer Welt wohlgemerkt, die von den vielen einschränkenden Glaubenssätzen auch anderer Eltern vorgegeben wird.

Es gibt Kinder, die sich nicht an die ihnen auferlegte Anpassung halten. Sie wehren sich mit Verhaltensauffälligkeiten oder anderen Eigenschaften, die manche Eltern als „schädlich" empfinden – schließlich kann bei diesen Kindern jeder sehen, dass irgendetwas nicht „stimmt", dass diese Familie nicht „normal" ist.

Es ist sehr traurig, dass man diesen jungen Menschen nicht selten auch noch Medikamente verabreicht, um sie ruhigzustellen, und sie zum Therapeuten oder auf Kur schickt, damit sie wieder zumutbar werden. Ich habe Menschen kennengelernt, die als Kind verschickt wurden, weil sie nach allgemeinen Normvorgaben zu dick waren. Niemand hat sich für ihre Innenwelt interessiert. Sie entsprachen nicht dem gängigen Bild und sollten wieder passend gemacht werden.

Wenn die Seele von Kindern schreit, weil manches in ihrem Inneren zu eng ist – und dies gilt auch für die Not dicker Kinder – kann man doch nicht ernsthaft glauben, dass ein weiteres Korsett in Form von reglementierenden Maßnahmen ihnen helfen könnte!

Ich empfinde ein tiefes Mitgefühl mit diesen Jungen und Mädchen, die manchmal schon sehr früh die Erfahrung erleiden müssen, dass sie in eine für sie viel zu enge Vorstellung von Normalität gezwängt werden. Wenn sie dieser dann nicht entsprechen, weil sie nach einer Gewichtsabnahme wieder zunehmen, muss doch die Sorge groß sein, dass sich das Stigma, ein „Versager" zu sein, in ihnen verfestigt.

Wir müssen aufhören, dicke Kinder als „nicht in Ordnung" abzustempeln. Ihr Dicksein ist der Versuch einer Befreiung von ganz anderen Problemen. Dieser verdient erst einmal unsere Wertschätzung. Hier versucht ein junger Mensch in Not, sich mit seinen ihm zur Verfügung stehenden Mitteln zu helfen!

Dankenswerterweise gibt es auch Therapeuten, die sich nicht dem Kind allein zuwenden, sondern dessen ganze Familie zu Gesprächen einladen. So hat auch sie die Chance, zu wachsen. Es gibt immer mehr Familien, die sich dieser Herausforderung mutig stellen. Wenn aus einem „Du" ein respektvolles „Wir" werden kann, öffnen sich ganz neue Türen.

Der englische Dichter Edward Young hat das Doppelgesicht der „Normalität" schon vor 300 Jahren mit einem Satz an die Wand gemalt, der mich immer wieder tief bewegt:

„Wir werden als Originale geboren und sterben als Kopien."

So merkwürdig es klingen mag: Unser Essproblem kann uns dabei helfen, dass wir nicht ein Leben als Kopien führen. Wenn wir an dem Symptom Essproblem nicht herumdoktern, sondern es ganzheitlicher betrachten, können wir nicht nur davon frei werden, sondern wieder das sein, was wir im Wesenskern schon immer waren: ein Original.

Meiner Erfahrung nach können Sie, liebe Leserin, Ihre verlassenen inneren Kindanteile daran erkennen, wie Sie sich in Ihrem Alltag fühlen. Hier ein paar Beispiele für Situationen, in denen sich ihre Aktivität bemerkbar macht: Sie lassen sich leicht durch äußere Umstände verunsichern und geraten innerlich schnell unter Druck. Sie fühlen sich immer wieder ungerecht behandelt. Sie haben Angst vor Menschen oder Furcht vor dem Leben allgemein. Sie werden sehr schnell wütend. Sie spüren häufig Trotz oder Aggressionen in sich. Sie fühlen sich überwiegend traurig. Sie nehmen häufig oder sogar regelmäßig eine innere Unruhe wahr und können sich nicht oder nur sehr schwer entspannen. Sie haben die starke Befürchtung, von anderen Menschen enttäuscht zu werden. Sie haben Schlafstörungen. Sie spüren häufig Angst vor Nähe. Sie haben, obwohl Sie gesund sind, immer wieder Sorge, krank zu werden. Sie bemerken, dass Sie innerlich darauf warten oder hoffen, dass ein anderer Ihnen Sicherheit gibt. Sie klammern sich an jemanden, manchmal auch, obwohl Ihnen dies nicht gut tut. Sie fühlen sich schnell überfordert. Sie leiden unter Süchten oder anderem zwanghaftem Verhalten.

Da kein Kind auf Dauer mit dem Gefühl leben kann, dass es so, wie es in seinem ureigenen Selbst ist, nicht angenommen wird, versucht es, sein Leben in den Griff zu bekommen. Den Grund für die Zurückweisung sucht es dafür bei sich selbst. Ein kleines Kind hat nicht wie ein Erwachsener die Möglichkeit, zu erkennen, dass Dinge, die in seiner täglichen Umgebung gesagt oder getan werden, schädlich sind.

Wie ich im Kapitel „Glaubenssätze" beschrieben habe, halten Kinder das Weltbild ihres Milieus für die einzig wahre Welt. Sie kennen nur diese. So versuchen sie, ihre Empfindungen in jene Welt, in der sie leben, einzuordnen. Wenn das, was sie fühlen, in Kontrast zu dem steht, was ihnen von außen vorgegeben wird, nehmen sie das Eigene als etwas „Ungesundes" wahr. Sie müssen sich dann von sich selbst distanzieren. Das ist ein bedrohlicher Akt, denn nun gibt es aus ihrer Sicht etwas in *ihnen*, was sie als fremd und schlecht empfinden.

Wie in meinem ersten Buch erläutert, ist das für viele Menschen die Geburtsstunde mancher ihrer inneren Kritiker. Sie beginnen, die Anteile ihrer Persönlichkeit, die ihnen unpassend vorkommen, als negativ einzustufen. Sie wünschen sich, jemand anderes zu sein, und beginnen, die Person, die sie sind, zu verurteilen.

Der Psychoanalytiker Arno Gruen sagt dazu: „So lernt das Kind früh, dass der Teil in ihm, der sein eigenes ursprüngliches Selbst ist, die Beziehung zu den Eltern gefährdet und deshalb schlecht ist. Das Eigene wird unversehens zum Fremden gemacht.“

Diese Fremdheit in uns und der damit verbundene Mangel an Vertrauen zu uns selbst führen zwangsläufig zu emotionalem Stress. Da wir nur *unseren* Körper mit seinen Empfindungen kennen, halten wir diesen Stress in uns für einen Normalzustand. Denn wir wissen nicht, wie ein Leben sich ohne diese innere Anspannung anfühlt.

So spüren die meisten Menschen gar nicht, dass sie emotional hoch belastet sind – viele von ihnen permanent. Wie könnten sie es bemerken? Ein sicheres Anzeichen dafür ist der Griff zum Essen, welcher nicht durch Hunger ausgelöst wird. Unser Essdruck verrät uns, dass wir gegen Stress ankämpfen – und sich ein verlassenes inneres Kind in uns regt. Genau hierin liegt aber auch unsere Chance:

Selbst wenn wir in einer Situation nicht bewusst wahrnehmen, dass gerade ein verlassener Kindanteil unser Handeln lenkt, macht uns der ohne Hungergefühl einsetzende Drang zu essen unbestechlich darauf aufmerksam.

Menschen mit innerem Stress, denen das Essen nicht zum Problem geworden ist, haben für sich einen anderen Weg gefunden, um mit der beschriebenen Anspannung – mit ihrem verlassenen inneren Kind – zurechtzukommen. Ihre „Lösung" sind das Rauchen, übermäßiger Alkoholkonsum, Fernsehmarathons, Arbeitswut, ausufernde Computerspiele und andere Ablenkungen, die keine Hinlenkung sind.

Meine Klientin Andrea zog, wie ich im Kapitel zuvor geschildert habe, aus den Erwartungen ihrer Mutter den fatalen Schluss: „Wenn ich so bin, wie ich eigentlich bin, bin ich den anderen zu viel. Dann gehen alle weg, und ich bleibe allein." Um den Erwartungen ihrer Mutter gerecht werden zu können, speicherte sie ihn als Glaubenssatz in ihrem Unterbewusstsein ab. Dort hockte er für viele Jahre. Wie selbstverständlich engte er sie unbewusst auch noch als erwachsene Frau ein und irritierte sie sogar in eigentlich leichten Situationen.

Einmal erzählte sie von einem Kollegen, der sie eines Morgens mit den Worten begrüßt hatte, man könne am Klacken ihrer

Absätze schon von Weitem hören, dass sie ins Zimmer komme. Er habe das, fügte sie hinzu, ganz freundlich gesagt, und doch sei es ihr furchtbar unangenehm gewesen. Für sie, in der Identifikation mit ihrem verlassenen inneren Kind, war die eher scherzhaft gemeinte Bemerkung des Kollegen Anlass zu großer Verunsicherung.

Wenn unsere innere Wahrnehmung durch einschränkende Glaubenssätze verarmt ist, kann unsere Innen- und Außenwelt sehr verstörend auf uns wirken. Solange uns nicht bewusst ist, dass wir durch eine bestimmte biografische Brille auf die Welt schauen, wird sich daran nichts ändern, und wir werden weiterhin viel Lebenskraft darauf verwenden müssen, die inneren Dogmen mit der Realität in Einklang zu bringen. Das ist anstrengend, trübt den Blick und erschwert tiefere Begegnungen mit uns selbst und anderen.

Der christliche Mystiker Meister Eckhart hat gesagt: „Die Gedanken sind unsere inneren Sinne.“ Ihn ehrend wies der irische Poet John O'Donohue darauf hin, dass: „Jede Beeinträchtigung eines oder gar mehrerer unserer äußeren Sinne die Gegenwärtigkeit der Welt unmittelbar herabsetzt. Wenn wir schlecht sehen, verwandelt sich die Welt in einen verschwommenen Nebel. Ist unser Gehör geschädigt, tritt an die Stelle dessen, was herrliche Musik oder die Stimme eines geliebten Menschen sein könnten, dumpfes Schweigen. Entsprechendes gilt auch für unsere inneren Sinne.“

12

Die innere Polarität

Wie nehmen wir wahr, dass wir traurig sind und nicht wütend? Woher wissen wir, dass wir Angst haben und nicht fröhlich sind?

Unsere Gefühle korrespondieren mit Körperempfindungen. Jeder von uns kennt sie: Herzrasen bei Angst, Magendruck bei Wut, ein Kloß im Hals bei Traurigkeit.

Jede Form von Wohl- oder Unwohlsein nehmen wir körperlich wahr. Aber worauf reagiert unser Körper da eigentlich? Zum einen auf äußere Sinneseindrücke, zum anderen aber auch auf unsere inneren Konditionierungen.

Ich möchte unseren Blick auf das Unwohlsein lenken, das durch unsere Glaubenssätze entsteht.

Folgen wir einer inneren Lebensregel, die uns sagt: „So, wie Du aussiehst, wirst Du immer allein bleiben!“, reagiert unser Körper darauf mit Spannung. Diese Spannung ordnen wir einem Gefühl zu, wie beispielsweise der Angst.

Es gibt also auf der einen Seite in unserem Inneren einen Glaubenssatz, den wir für wahr halten und auf der anderen Seite eine körperliche Reaktion darauf.

„So, wie Du aussiehst, wirst Du immer allein bleiben." — *Angst*

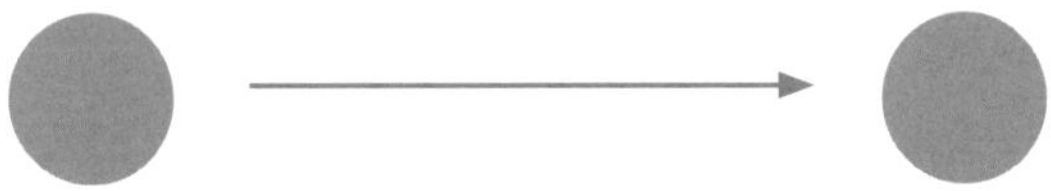

Empfinden wir ein Unwohlsein, sind immer *zwei* Seiten daran beteiligt:
Ein vorgegebener Glaubenssatz *und* eine Reaktion auf ihn. Die eine Seite kann nicht ohne die andere sein.

Die innere Erwiderung auf einen einschränkenden Glaubenssatz ordne ich dem verlassenen inneren Kind zu.
Sie drückt sich durch unangenehme Gefühle wie Angst, Wut oder Traurigkeit aus, die wir wiederum durch Körperempfindungen wahrnehmen können.

Glaubenssatz	**Reaktion auf Glaubenssatz**
„So, wie Du aussiehst, wirst Du immer allein bleiben."	Ein verlassenes inneres Kind, das Angst hat.

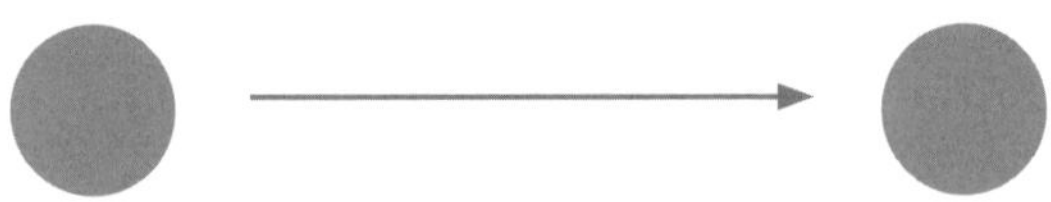

Was bedeutet dies nun für unser Essproblem?

Jeder Glaubenssatz repräsentiert eine bestimmte Weltsicht und damit auch die Aufforderung, diesem Weltbild zu entsprechen. Die Lebensregel „So, wie Du aussiehst, wirst Du immer allein bleiben!“ steht für eine Welt, in der wir auf eine bestimmte Weise aussehen müssen – z. B. schlank – damit wir nicht einsam sind. Die Erwartungshaltung dieses Glaubenssatzes an unser verlassenes inneres Kind lautet: „Um nicht allein zu bleiben, musst Du abnehmen!“

Das Unwohlsein unseres verlassenen inneren Kindes als Reaktion auf diesen beruht auf zwei Gründen:

1. dass es so, wie es ist, nicht in Ordnung ist und keine Erfüllung finden kann und
2. sich anstrengen muss, um dem vorgegebenen Weltbild zu entsprechen.

Aus diesem Unwohlsein heraus – das sich in Angst, Traurigkeit, Wut oder Scham äußern kann – entwickelt das verlassene innere Kind eigene einschränkende Glaubenssätze. Um bei unserem Beispiel zu bleiben, könnte es für sich die Lebensregel bilden: „So wie ich bin, bin ich nicht in Ordnung! Ich muss anders sein!“ und sich sehr traurig darüber fühlen.

Den Persönlichkeitsanteil in uns, der dem verlassenen inneren Kind mit einer Anspruchshaltung gegenübersteht, nenne ich das konditionierte Kind.

„Um nicht allein zu bleiben, musst Du schlank sein!"

„So wie ich bin, bin ich nicht in Ordnung! Ich muss anders sein!"

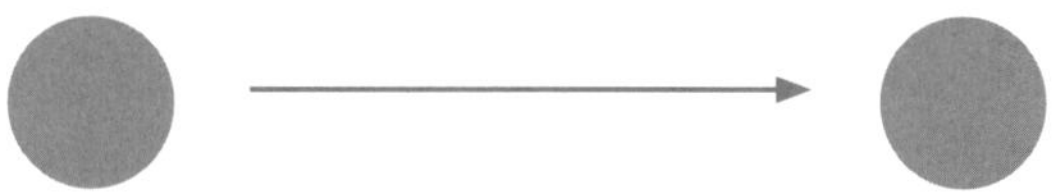

Konditioniertes Kind

(Ein Persönlichkeitsanteil in uns, der eine Erwartungshaltung hat, wie wir zu sein haben)

Verlassenes inneres Kind

(Ein Persönlichkeitsanteil, der unter der Erwartungsvorgabe leidet)

13

Ein Kunstgriff

Ich möchte noch einmal betonen, dass es vollkommen gesund und natürlich ist, dass wir unterschiedliche Persönlichkeitsanteile in uns haben. Wie ich anfangs schrieb ist unser „Ich" kein starres Gebilde. Wenn wir „ich" sagen, meinen wir ein Bild von uns selbst, das ganz verschiedene Persönlichkeitsanteile umfasst.

Interessanterweise leben Kinder diese unterschiedlichen „Ich-Aspekte" auf natürliche Weise aus, indem sie beispielsweise mit Puppen oder Stofftieren Gespräche führen. Sie tun dies – und zwar weltweit – ohne dass es ihnen jemand gezeigt hat. Der innere Dialog ist in uns angelegt. Nur wenn wir keine orientierende Instanz in uns hätten – was nur bei einer schweren Persönlichkeitsstörung vorkommt – befänden wir uns auch am Tage in innerer Nacht.

Wir sind, meist unbewusst, den ganzen Tag gedanklich mit uns selbst im Gespräch. Ob wir das mitbekommen oder nicht, hat keinen Einfluss darauf, dass dies grundsätzlich geschieht. Indem Sie sich nun diesen Dialog mithilfe der Begriffe „konditioniertes Kind" und „verlassenes inneres Kind" bewusster machen, fördern Sie Ihre Fähigkeit, zu erkennen und zu erfühlen, wodurch in Ihrem Leben Druck und somit Stress entsteht.

Mein Bestreben bei der Verwendung dieser Begriffe ist es, innere Vorgänge mittels eines bestimmten Vokabulars besser einordnen zu können. Es ist wie ein Kunstgriff, den wir anwenden, um ein Knäuel an Gedanken und Empfindungen zu entwirren. Mir geht es nicht darum, uns in Teile zu zerstückeln, sondern, im Gegenteil, uns ganzheitlicher wahrzunehmen.

Das verlassene innere Kind erfährt durch die Glaubenssätze des konditionierten Kindes täglich immer wieder aufs Neue, dass es sich anstrengen muss, um seinen Platz in der Welt zu finden. Es bräuchte dringend eine *andere* Erfahrung, aber die wird es in der Dynamik, die zwischen ihm und dem konditionierten Kind pendelt, nicht geben können. Das verlassene innere Kind kann die Glaubenssatzbrille, die schon in seinen jüngsten Jahren geschliffen wurde, nicht einfach absetzen. Um sich von ihr freizumachen, muss es seine Sehbehinderung überhaupt erst einmal erkennen.

Alle uns einschränkenden Formen von „Du musst …", „Du darfst nicht …", „Du solltest …" gehen vom konditionierten Kind aus und stehen für eine bestimmte Weltanschauung und die ihr entsprechenden Verhaltensregeln. Auch alle mit dem Anspruch der Allgemeingültigkeit auftretenden Maximen wie „Leben heißt Kampf", „Essen hilft immer" oder „Erst die Arbeit, dann das Vergnügen" gehören dazu.

Anita hatte einen sehr leistungsorientierten Vater. Gut war ihm nicht gut genug. Anita musste bereits als Kind überall die Beste sein. Das hielt der Vater für notwendig, denn er glaubte, nur so werde seine Tochter als Erwachsene in der Welt zurechtkommen können. Er lobte sie, wenn sie besser als alle anderen war, und tadelte sie, wenn ihr dies nicht gelang, weil sie sich aus seiner Sicht nicht genug angestrengt hatte.

Anita erfuhr Zuwendung von ihrem Vater, wenn sie so war, wie er sie haben wollte, nämlich äußerst auf Leistung bedacht. So strengte sie sich sehr an, immer den entsprechenden Erfolg zu erringen. Ihr verlassenes inneres Kind hingegen hatte Angst, dass ihm Liebe und ein Platz in der Welt verwehrt blieben, wenn es nicht das gewünschte Ergebnis erzielte.

Da es beinahe der Normalfall für Anita war, dass sie immer sehr gute Leistung erbrachte, könnte man annehmen, sie hätte durch ihre Erfahrungen ein Vertrauen in ihre Fähigkeiten entwickeln können. Aber dem war nicht so. Ihr verlassenes inneres Kind hatte vor jeder Aufgabe Angst, es diesmal nicht zu schaffen. Die innere Anspannung vor einer neuen Herausforderung war jedes Mal sehr hoch. Kognitiv wusste sie, dass sie schon so vieles erreicht hatte, aber sie konnte auf diese Erfahrung emotional nicht zurückgreifen. Anitas verlassene Kindseite hatte immer wieder die große Befürchtung zu versagen.

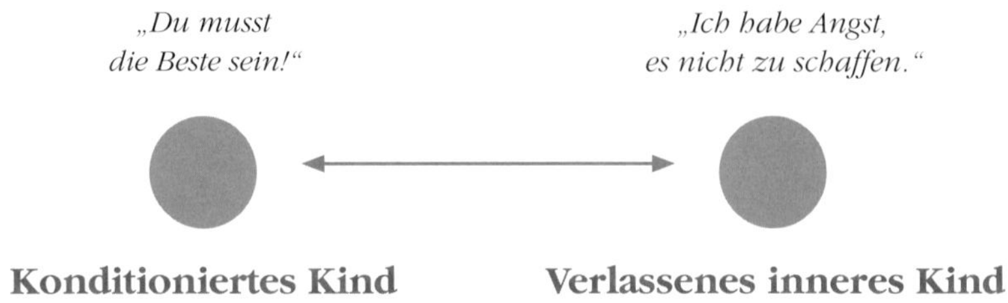

Da ihr Leistungsanspruch alle ihre Lebensbereiche beschwerte und sie ihn mit Versagensängsten bezahlte, litt Anita permanent unter emotionalem Stress. Sie stand ständig unter Strom. Für Anita war das Essen am Abend nach der Arbeit erst einmal eine willkommene Wonne, ihre Nerven zu beruhigen und sich für das am Tage Geleistete zu belohnen.

Empfindet ein verlassener innerer Kindanteil viel Druck, ist es wunderbar, wenn wir uns liebevoll um diesen Anteil in uns kümmern. Aber der Verursacher des Drucks (das konditionierte Kind) löst sich dadurch noch nicht auf.

14

Genuss oder Notwendigkeit

„Ich möchte endlich in meinen Körper und nicht nur in meine Kleidung hineinpassen."
Seminarteilnehmerin

Vielleicht kennen Sie folgende Situation, lieber Leser: Sie sitzen zu Hause vor dem Fernseher oder haben ein Buch in der Hand. Plötzlich kommt Ihnen das Eis in den Sinn, das im Kühlschrank auf Sie wartet. Daraufhin beginnt in Ihnen ein innerer Dialog, in dem Sie sich ermahnen, nicht in die Küche zu gehen und es zu holen, während ihr innerer Gesprächspartner versucht, Ihnen einzureden, dass ein bisschen davon ja nicht schaden kann. In jedem Fall werden Sie Ihrem Buch oder dem Fernsehprogramm nicht mehr konzentriert folgen können, da etwas in Ihnen nun nach dem Eis blinzelt.

Ein anderes Beispiel: Sie sind bei jemandem zu Besuch und plötzlich stellt der Gastgeber etwas zum Naschen auf den Tisch. Während Sie weiterhin der Konversation folgen, setzt sich etwas in Ihnen in Bewegung. Ihre Aufmerksamkeit wandert immer wieder zu der Schale mit dem Knabberzeug. Entweder Sie greifen schnell zu, oder Sie kämpfen mit sich und versuchen, der Verlockung zu widerstehen.

Was auch immer in Ihnen vorgeht, als emotionaler Esser werden Sie in Ihrem Alltag viele solcher Situationen kennen, in denen das Essen Ihre Aufmerksamkeit fesselt. Manchmal sind wir tagsüber noch abgelenkt und das emotionale Essen setzt erst während des Feierabends ein. Manchmal hat es uns aber auch geholfen, durch den Tag zu kommen. Selbst wenn wir versuchen, uns den Griff zu den Nahrungsmitteln zu verbieten, bleibt eine Fixierung bestehen.

Unter ihr liegt eine spannungsreiche Dynamik zwischen unserem konditionierten und unserem verlassenen inneren Kind. Viele Menschen haben noch nie die Erfahrung machen können, bei Essdruck kurz innezuhalten und zu spüren, was in ihnen vor sich geht. Sie haben diese emotionale Spannung in sich noch nicht wahrgenommen, sondern bisher immer sofort zum Essen gegriffen und gemeint, sie hätten einfach nur Lust darauf.

Vielleicht gelingt uns eine kurzzeitige Ablenkung, aber danach ist die Gier wieder da. Für emotionale Esser ist das Essen ohne Hunger, im Gegensatz zu den natürlich Schlanken, kein Genuss, sondern eine Notwendigkeit. Sie können nicht ohne weiteres davon lassen.

Es gibt noch eine andere Situation, in der wir ohne Hunger essen möchten, jedoch nicht von inneren Spannungen dazu getrieben werden.

So kommen wir beispielsweise nach Hause und gehen gleich zum Kühlschrank, weil wir es bisher immer so gemacht haben. Dieser aus Gewohnheit entstandene Essdruck muss uns jedoch bei genauerer Betrachtung keine größeren Probleme bereiten. Wenn wir unsere Aufmerksamkeit trainieren, können wir den Kühlschrank öffnen, bemerken, dass wir gar keinen Hunger haben, und die Tür gelassen wieder schließen. Bleiben wir jedoch nach dem Schließen des Kühlschranks noch in wiederkehrenden Gedanken bei ihm, offenbart sich nicht nur eine lapidare Gewohnheit, sondern wieder eine emotionale Notwendigkeit.

Wenn es beim Griff zum Essen nur um eine Gewohnheit geht, spreche ich von einem gedachten Essdruck, der keine innere Not offenbart.

Im weiteren Verlauf des Buches werde ich die Begriffe „Emotionsfigur“, „verlassenes Kind“ und „konditioniertes Kind“ häufiger gebrauchen. Ganz bewusst habe ich mich dagegen entschieden, sie durch andere Begriffe zu ersetzen. Der Grund dafür ist, dass ich die genaue Verwendung dieses neuen Vokabulars für unverzichtbar halte.

Emotionsfiguren

Die Persönlichkeitsanteile des verlassenen und des konditionierten inneren Kindes nenne ich Emotionsfiguren. Sie verkörpern alle einschränkenden Konditionierungen, die aus unserer Biografie heraus entstanden sind.

Diesen Begriff habe ich deshalb gewählt, weil er verdeutlicht, dass diese Seiten von uns mit unseren Emotionen zu tun haben. Alles, was wir sind, entspringt letztendlich einer Lebenskraft. Steht diese in direktem Kontakt mit unserem Wesenskern, erleben wir sie als pulsierende, positiv sich entfaltende Energie. Ist sie aber, wie bei den Emotionsfiguren, nicht mehr mit unserem tiefen Sein verbunden, erfahren wir sie in negativen, sich wiederholenden, stagnierenden, schmerzhaften Erlebnissen.

Im Wechselspiel des verlassenen und des konditionierten Kindes ist diese Kraft blockiert. Durch leidvolle biografische Erlebnisse konnte sie sich nicht entfalten. Sie kreist in einem Prozess, der immer wieder, beispielsweise durch den emotionalen Essdruck, bei uns anklopft und nach befreiender Entfaltung sucht.

Für das Wort „Emotion" gibt es keine allgemeingültige Definition. Darum habe ich in meinem ersten Buch ganz bewusst nicht von Emotions-, sondern von Gefühlsfiguren gesprochen, damit die Verbindung zu unseren Gefühlen schneller hergestellt ist.

Der Begriff „Emotionsfigur“ ist jedoch im Rahmen des von mir verwendeten Vokabulars passender, da ich zwischen Gefühl und Emotion unterscheide.

Wir sind als Menschen nicht fähig, nicht zu fühlen. Wir nehmen ständig Reize aus der Außen- und der Innenwelt wahr und reagieren auf sie mit Empfindungen. Manche spüren wir bewusst, andere nicht. Der Unterschied zwischen einem Gefühl und einer Emotion besteht für mich darin, dass Gefühle nur wenige Minuten zu spüren sind, während Emotionen uns auf eine unangenehme Art und Weise länger beschäftigen.

Wenn Ihnen ein Witz erzählt wird, lachen Sie nicht stundenlang. Sie hören ihn, schmunzeln und vergessen ihn erst einmal wieder. Das Gleiche kennen Sie vielleicht vom Autofahren, wenn Sie jemanden vor sich haben, als säße er zum ersten Mal am Steuer. Sie regen sich kurz auf. Aber dann – glücklicherweise ist er abgebogen – folgen Sie weiter dem Verkehr und denken an etwas anderes.

In solchen Fällen spreche ich von Gefühlen. Vielleicht erinnern wir uns während des Tages noch einmal an die kleine Szene, aber auch diese Erinnerung verblasst so schnell, wie sie aufgetaucht ist.

Anders verhält es sich bei den Emotionen, so wie ich sie definiere: Emotionen sind langlebiger. Sie gehören zu unseren verlassenen inneren Kindanteilen. Wir nehmen sie bei jedem Unwohlsein wahr – auch bei körperlichen Schmerzen.

Ich unterscheide sechs Grundgefühle, derer ein Mensch fähig ist: Wut, Traurigkeit, Angst, Scham, Ekel und Freude. Alle Empfindungen, die wir haben, können wir auf diese Grundgefühle beziehen. Fünf davon, nämlich Wut, Traurigkeit, Angst, Ekel und Scham, können auch als Emotionen vorhanden sein. Das heißt, wenn sie länger anhalten, sind sie Ausdruck des verlassenen inneren Kindes in uns, da sie mit einem körperlichen Unwohlsein verbunden sind. Ausnahmen sind zum einen die Trauer und zum anderen die Angst als Reaktion auf eine reale Bedrohung.

Wenn wir jemanden aus unserem Leben verlieren – ob durch Tod oder durch Trennung – braucht die Trauer ihre Zeit. Sollte sie jedoch nie enden wollen, lohnt sich die Reise zu den in uns aktiven Emotionsfiguren.

Mein Klient Joachim wurde von seiner Freundin verlassen und konnte über viele Jahre nicht darüber hinwegkommen. Seine Trauer schien unermesslich. Alle Ratschläge von Freunden und der Familie, er solle die Beziehung endlich hinter sich lassen, halfen ihm nicht, sich von ihr zu befreien. Er war wie in einer inneren Schleife gefangen und aß Unmengen, um die innere Einsamkeit, die sich für ihn „wie ein großer dunkler Abgrund anfühlte", aushalten zu können. Als er zu mir kam, begannen wir, diesen Abgrund zu ertasten und fanden bald heraus, dass er ein immenses Verlassenheitsgefühl auch schon vor der Beziehung zu seiner ehemaligen Freundin gekannt hatte.

Er litt also nicht nur an einem durch den Verlust seiner Freundin hervorgerufenen Trennungsschmerz. Den hätte er als erwachsener Mann mit der Zeit verwinden können. Er litt an einem emotionalen Schmerz, den er schon als Kind hatte erleben müssen und der für ihn damals unerträglich gewesen war. Er konnte ihn nicht verarbeiten, da ihm dafür als Kind keine Mittel zur Verfügung gestanden hatten.
Seine Mutter war psychisch erkrankt und musste mehrmals in die Klinik. Für den kleinen Jungen, der nicht verstand, weshalb seine Mutter immer wieder plötzlich fortging, war die unerklärliche Abwesenheit seiner Mutter emotional ungemein bedrohlich. Niemand redete mit ihm darüber. Er entwickelte ein starkes verlassenes inneres Kind, das immer zutiefst verunsichert wurde, wenn es um Kontakt zu anderen Menschen ging, da dieser Anteil in ihm in großer Angst lebte, erneut verlassen zu werden.

Um die Ohnmacht des verlassenen inneren Kindes nicht mehr zu spüren, hatte er ein konditioniertes Kind in sich entwickelt, das darauf bedacht war, emotional unabhängig zu sein. Die Glaubenssätze des konditionierten Kindes halfen ihm, seinen kindlichen Schmerz zu verdrängen. Dadurch hatte er die Stärke, ein Studium abzuschließen und einen Beruf erfolgreich auszuüben. Dem erwachsenen Mann hätte vor der Trennung seiner Freundin niemand diese Verunsicherung angemerkt.

Ein Gewichtsproblem hatte er bereits seit früher Kindheit, aber durch viel Disziplin konnte er ihm immer etwas entgegensetzen, sodass es, wie er sagte, „nicht ausuferte".

Wenn er eine Beziehung zu einer Frau beendete, stellte die Trennung für ihn keine Niederlage dar, da die Trennung von ihm ausging und er die Kontrolle behielt. Aber als er selbst von seiner Freundin verlassen wurde, kam das verletzte innere Kind aus seiner Vergangenheit zum Vorschein und er erlebte sich in derselben Ohnmacht wie früher. Er aß sehr viel und es gelang ihm nicht mehr, sich zusammenreißen. Erst durch das Kennenlernen seiner relevanten Emotionsfiguren bekam er langsam Luft und konnte den seit Jahrzehnten verdrängten Kindheitsschmerz achtsam ausdrücken und schließlich besänftigen.

Die zweite genannte Ausnahme, bei der ein Gefühl längere Zeit andauern kann, ist die Angst, die sich einstellt, wenn wir in existenzielle Gefahr geraten. Sie treibt uns dazu an, uns aus der bedrohlichen Situation herauszubewegen, und begleitet uns so lange, bis wir uns wieder in Sicherheit befinden. Aber auch für sie gilt: Wenn wir existenzielle Angst empfinden, obwohl keine reale Existenzbedrohung vorliegt, lohnt es sich, zu überprüfen, ob vielleicht ein verlassenes inneres Kind dabei im Spiel ist.

Wenn wir auf ein gegenwärtiges Ereignis mit einer Emotion reagieren, sind durch das verlassene innere Kind automatisch auch frühere Erfahrungen aus unserer Biografie an dieses heutige Erlebnis geknüpft. Wir reagieren nicht nur auf das gerade Erlebte, sondern auch auf ein Ereignis aus unserer Vergangenheit.

Nehmen wir an, eine Arbeitskollegin sagt etwas zu Ihnen, das Sie sehr ärgert. Würden Sie mit einem Gefühl reagieren, regten Sie sich kurz darüber auf und ließen das Ereignis dann innerlich hinter sich. Bei einer Emotion hingegen beschäftigt sich etwas in Ihnen für längere Zeit mit „der Sache“. Sie bleiben darauf fixiert. Auch noch Stunden später empören Sie sich über die „blöde Ziege“ und erzählen vielleicht anderen Menschen immer wieder davon. Das kann so weit gehen, dass Ihnen das Ereignis den Schlaf raubt.

Oder: Bestimmte Bemerkungen Ihres Partners verletzen Sie immer wieder. Er beteuert zwar mehrfach, dass er das alles nicht böse meine, und mit ihrem Verstand wissen Sie auch, dass Sie auf seine Worte übertrieben reagieren. Und doch kommen Sie nicht darüber hinweg. Es macht Sie traurig und Sie fühlen sich von Ihrem Partner allein gelassen. Dieses Empfinden des Alleingelassenseins beschäftigt Sie und trübt Ihren Tag.

Die Psychologie bezeichnet die Kopplung einer biografisch bedingten Reaktion auf ein Ereignis „Getriggertsein“ (vom englische Wort „Trigger“, das Auslöser bedeutet). Das Ereignis im Hier und Jetzt fungiert dann wie ein „Knopf“, der durch das heutige Erlebnis gedrückt wird und der wie ein Auslöser eine alte, noch nicht verarbeitete Situation aus unserer Vergangenheit wachruft.

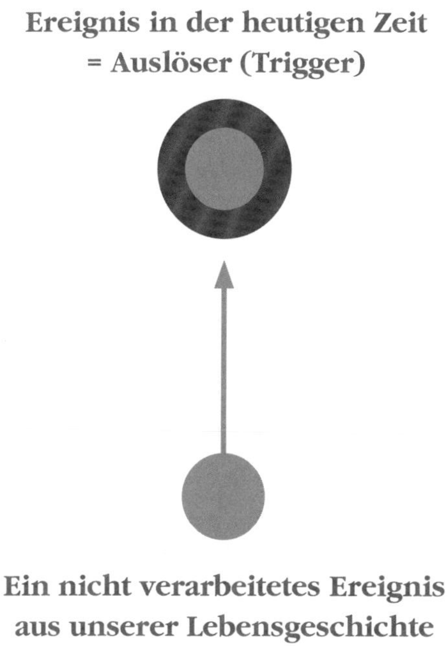

Manchmal können wir die Analogie zu dem früheren Schmerz wahrnehmen, aber häufig bleibt sie uns verborgen. Ein länger anhaltendes Unwohlsein, das auf ganz verschiedene Weise ausgelöst werden kann - durch einen anderen Menschen, aber auch durch eine bestimmte Situation – ist immer ein Ausdruck dafür, dass wir getriggert sind und somit ein verlassenes und ein konditioniertes Kind sich in uns regt.

Wenn wir emotional essen möchten, ist die zwischen dem konditionierten und dem verlassenen inneren Kind schaukelnde Dynamik immer in uns aktiv.

Deshalb ist es so wichtig, sich dieses Mechanismus gewahr zu werden.

Übung: Kann ich mich innerlich genießen?

An dieser Stelle möchte ich Sie gern zu einer kleinen Übung einladen, die es Ihnen ermöglichen soll, die Emotionsfiguren und die damit verbundene innere Spannung nicht nur kognitiv zu erfassen, sondern auch zu erleben. Lesen Sie sich die Übung vorab einmal ganz durch, damit Sie einen Eindruck von ihr erhalten.

Nehmen Sie sich bitte einige Minuten Zeit, in denen Sie ungestört sein können. Schalten Sie das Telefon aus und setzen Sie sich.

Stellen Sie sich einen Wecker auf 20 Minuten und schließen Sie Ihre Augen. Atmen Sie einige Male tief ein und aus, um ein Gespür für Ihren Körper zu bekommen. Atmen Sie dann bitte normal weiter. Erlauben Sie sich, in diesen 20 Minuten ohne äußere Ablenkung nur sich selbst wahrzunehmen.

Was spüren Sie? Was denken Sie? Bitte richten Sie Ihre Aufmerksamkeit vor allem auf Ihren Körper.

Können Sie diese 20 Minuten mit sich selbst genießen? Oder werden Sie unruhig oder langweilen sich?

Schweifen Ihre Gedanken immer wieder ab, oder können Sie im Augenblick bleiben? Möchten Sie nach wenigen Minuten abbrechen, oder genießen Sie die Zeit mit sich?

Wie geht es Ihnen, wenn Sie 20 Minuten lang nur eine Begegnung mit sich selbst haben?

Falls diese Übung mit Ihren Nerven spielt, ist dies nicht schlimm. Sie haben gute Gründe, weshalb Sie eine Verabredung nur mit sich selbst noch nicht als angenehm empfinden können. Wenn uns zu viele Emotionsfiguren in die Quere kommen, ist unsere innere Anspannung schlicht zu groß. Es ist dann völlig normal, nicht mit sich in Ruhe und angenehmem Einklang sein zu können.

Aber die wichtige Frage, die wir uns dann stellen müssen, ist: Wie wollen wir in ein Wohlfühlgewicht kommen und entspannt halten, wenn wir mit uns selbst innerlich kein Wohlgefühl empfinden? Wie soll das gehen? Ein Wohlfühlgewicht setzt ein tieferes inneres Wohlgefühl voraus.

Wie schwierig es für Menschen ist, einfach nur bei sich selbst zu sein, zeigt sich in einer Studie der University of Virginia in Charlottesville, die das amerikanische Fachmagazin *Science* im Sommer 2014 veröffentlichte. Bei diesem Experiment wurden

College-Studenten in verschiedenen Versuchen einzeln in einen schmucklosen Raum geführt und gebeten, sechs bis fünfzehn Minuten lang nichts anderes zu tun als ihren Gedanken nachzugehen – ohne Smartphone, Bücher, Musik oder andere Ablenkung.

Das Ergebnis überraschte selbst die Psychologen, die das Experiment durchführten: Die meisten Versuchspersonen gaben an, sie hätten sich während der kurzen Zeit des Alleinseins mit sich nicht wohlgefühlt oder gelangweilt. Nachdem weitere Testreihen in anderen Umgebungen und mit anderen Altersgruppen zu ähnlichen Resultaten geführt hatten, wählten die Forscher für ihre letzte Experimentierstufe eine ungewöhnliche, recht extreme Form: Sie gaben einigen Versuchspersonen die Möglichkeit, sich selbst innerhalb ihrer fünfzehnminütigen Einzelsitzung einen leichten Elektroschock zuzufügen, wenn ihnen das Alleinsein mit sich nicht behagte. Die Stärke des elektrischen Schlages, den sie vorher – natürlich freiwillig – zu spüren bekamen, empfanden die Probanden als unangenehm. Sie gaben an, lieber fünf Dollar zahlen zu wollen, als den Schmerz noch einmal zu erleben. Doch während der Viertelstunde, die sie mit Nichtstun verbrachten, entschieden sich zwölf von achtzehn Männern und sechs von vierundzwanzig Frauen mindestens einmal, sich selbst einen Schock zu versetzen. Sie ertrugen also lieber ein unangenehmes Erlebnis, als einfach nur mit sich zu sein. Ein in der Tat schockierendes Ergebnis!

Als ich die oben beschriebene Übung vor vielen Jahren mit mir selbst machte, hielt ich mich keine fünf Minuten lang aus. Ich fragte mich, wie Menschen Gefallen an Meditation finden konnten. Für mich fühlte es sich an wie emotionale Folter. Zu viele Emotionsfiguren waren in mir aktiv. Ständig schweiften meine Gedanken ab, ich spürte teilweise starke Schmerzen im Körper und sehr viel Druck und Unruhe. Und doch eröffnete mir die Übung einen Weg zu erfahren, wie es tatsächlich in mir aussah und sinnlich nachzuvollziehen, weshalb ich immer wieder zum Essen greifen musste. Ich wusste mir damals nicht anders zu helfen, als meine zahlreichen verlassenen inneren Kinder über Nahrungsmittel abzudämpfen. Heute, nachdem ich viel mit meinen Emotionsfiguren gearbeitet habe, ist das Bei-mir-Sein – ob in der inneren Einkehr, beim Meditieren oder sogar in alltäglichen Situationen – zu etwas kostbar Normalem und sehr Genussvollem geworden.

Um zu verdeutlichen, welche Wirkkraft unsere Emotionsfiguren entfalten können, möchte ich gern meine Klientin Anita noch einmal in Erinnerung rufen. Bei jeder Schwierigkeit, mit der die erwachsene Anita zu tun hatte, wurden Emotionsfiguren aus ihrer Vergangenheit wachgerufen. Ihr Kopf wusste, dass ihr als erwachsene Frau nichts Schlimmes geschehen konnte, wenn sie eine Aufgabe nicht „sehr gut“ absolvierte. Aber von ihrer Empfindung her hatte sie jedes Mal die gleiche Angst wie als Kind. In dem Augenblick, wo ihr konditioniertes Kind Leistung forderte, war sie mit dem Persönlichkeitsanteil des verlassenen inneren Kindes identifiziert und spürte innerlich großen Druck.

Die gut gemeinten Ratschläge ihrer Freunde, sie solle doch einmal stolz darauf schauen, was sie alles schon erreicht habe, waren nicht hilfreich für sie, weil jede neue Herausforderung ihre Kindheitserinnerungen belebte und ihre Emotionsfiguren weckte. Kognitiv war das Problem nicht zu lösen. Anita wusste längst, dass ihre Angst in der Gegenwart unbegründet war, aber dies half ihr emotional nicht weiter. Ihr verlassenes und ihr konditioniertes Kind wurden immer wieder auf den Weg geschickt.

Wenn wir nicht mitbekommen, dass ein konditioniertes Kind mit einem hohen Leistungs- oder Perfektionsanspruch in uns aktiv ist, können wir nicht verstehen, weshalb wir nach getaner Arbeit glauben, uns belohnen zu müssen. So war es auch bei Anita. Sie aß vor allem abends, wenn sie zur Ruhe kam.

Aber: Belohnen wofür genau? Vielleicht werden manche Leserinnen sagen: „Natürlich dafür, dass der Tag hart war und nun endlich geschafft ist!“ Aber wodurch wurde dieser Tag denn eigentlich so hart für uns? Ich spreche dabei nicht von „Ausnahmetagen“, die besonders schwierig sind, sondern vom alltäglichen Leben.

Manche Menschen fühlen sich vom Alltag überfordert, weil es ein konditionierte Kind in ihnen gibt, das sie ständig zu Leistungen antreibt und ihnen einzureden versucht, dass andere Menschen (die Freundin, die Arbeitskollegin, die Nachbarin) diese oder jene Aufgabe doch auch ganz leicht schaffen würden.

Das konditionierte Kind versucht, die täglichen Anforderungen durch Druck zu bewältigen. Das verlassene innere Kind empfindet dann Stress. Wir halten durch, und genau dafür möchten wir uns am Abend belohnen.

Beziehen wir unsere Emotionsfiguren nicht mit ein, bleibt nicht nur unser Essproblem bestehen, sondern wir berauben uns darüber hinaus auch der lebendigen, unvorhersehbaren Frische, die in jedem Tag liegt. Es ist nicht primär unser Tun, das uns tagtäglich in einen Käfig sperrt und unseren Stunden ihren Glanz nimmt. Es ist unsere Haltung uns selbst gegenüber, welche – durch unsere Emotionsfiguren bestimmt – verhindert, dass wir uns seelenvoll begegnen können.

17

Diktator, Kritiker und Verführer

„Das Glück besteht darin, zu leben wie alle Welt und doch wie kein anderer zu sein."

Simone de Beauvoir

Wir können vor unseren Emotionsfiguren nicht fliehen. Auch das Kämpfen gegen sie wird uns keine Freiheit bringen, sondern uns nur unnötige Kraft kosten. Ganz gleich, wie oft wir versuchen, uns durch Ablenkungen oder gute Vorsätze von ihnen zu entfernen, sie gehören zu unserer Biografie und werden erst dann in uns nachlassen, wenn wir mit ihnen zu arbeiten beginnen.

Es wäre jedoch ein Kampf gegen Windmühlen, die Essproblematik nur mit dem Verstand lösen zu wollen. Ein Erkennen ohne die Einbeziehung unseres Körpers wäre wie ein Kopf ohne Herz. Emotionen sind immun gegen noch so durchdachte Vorschläge. Sie wollen, dass wir es fühlen, wenn wir sie befreien.

Überdies haben viele Menschen mit einem Essproblem bereits als Kleinkind schwer belastende oder manchmal sogar traumatische Erfahrungen erleiden müssen. Die verlassenen inneren Kindanteile, die sie daraufhin in sich gebildet haben, sind eine wesentliche Ursache für ihre Essstörung. Ihre Glaubenssätze sind also zu einer Zeit entstanden, als ihr Ich-Bewusstsein noch nicht entwickelt war. Deshalb wird sich unser Verstand nicht an diese Zeit erinnern und uns nicht erklären können, woher sie stammen. Aber unser Körper kann uns zur Wurzel führen. Er war als zuverlässiger Zeuge überall dabei.

Beziehen wir unseren Körper nicht in den Heilungsprozess ein, laufen wir nach einer Weile Gefahr, uns im Kreis zu drehen. Alles ist analysiert, alles ist erkannt, aber das emotionale Essen, die Suchtproblematik, ändert sich dennoch nicht. Das kann sehr frustrierend und verwirrend sein.

Aber auch der Versuch, *nur* über den Körper zu gehen, schafft unnötige Einschränkungen. Denn damit verzichten wir auf die befreiende Wirkung des Erkennens und Einordnens. Es gibt wichtige Informationen, die wir nur mithilfe des Verstandes sinnvoll einschätzen und bearbeiten können. Die Trennung von Ratio und Körper ist unnatürlich. Wir sind vielschichtige Lebewesen. Für eine dauerhafte Lösung müssen wir uns als gesamten Menschen erfahren.

Auf der Umlaufbahn unserer Emotionsfiguren kennen wir uns selbst in- und auswendig. Sie sorgen dafür, dass wir uns nur innerhalb unserer verlässlichen Gewohnheiten aufhalten. Nur manchmal, wenn unser Herz sich öffnet, vernehmen wir unter unseren einschränkenden Konditionierungen die frei atmenden Rhythmen unserer Seele. In solchen Momenten spüren wir, dass sich unser grabender Hunger tatsächlich stillen lässt.

Innerhalb unserer beengenden Glaubenssätze sind wir uns so vertraut, dass wir *uns* in inneren Wiederholungen verloren gehen. Es gibt nur Weniges, was der Schönheit des Lebendigen so entgegensteht wie der Glaube, uns oder andere bereits zu kennen. Manchmal bedarf es sogar persönlicher Krisen, um uns zu helfen, aus der Enge dieser inneren Monotonie und Routine auszubrechen.

Es gibt eine Kirche in Halberstadt, in der viele kleine schwarze Tafeln mit Zitaten von Menschen an der Wand hängen. Auf einer dieser Tafeln hat ein Paar namens Gebhardt folgenden Satz eingravieren lassen, der bleibend ausdrückt, welche Gefahr in unserer Routine lauert: „Die Wiederholung ist der Tod des Wunders."

Wollen wir dieses Wunder erfahren, benötigen wir etwas, das uns aus dem Schlaf der Vernunft aufwachen lässt. Unser Essdruck kann uns diesen Dienst erweisen. Er kann uns helfen, hinter die Fassade des uns Altbekannten zu blicken. Er kann uns behilflich sein, uns der Magie unserer Seele wieder anzunähern und dabei zu erfahren, dass wir so viel mehr sind als unsere Emotionsfiguren.

In einem Gespräch mit dem Schriftsteller Plinio Apuleyo Mendoza sagte der kolumbianische Literaturnobelpreisträger Gabriel

García Márquez über seine dreißigjährige Beziehung zu seiner Frau Mercedes: „Ich kenne sie mittlerweile so gut, dass ich nicht die blasseste Ahnung habe, wer sie wirklich ist." Was für ein nicht versiegendes Staunen sich selbst und seinem Partner gegenüber!

Wie kommt es, dass wir uns so schwer von unseren Glaubenssätzen lösen können?

Dass ihre Wirkkraft auch heute noch Bestand hat, liegt daran, dass sie ein ineinander greifendes System bilden. Dabei spielt das konditionierte Kind in dreierlei Hinsicht eine wichtige Rolle.

1. Die Vorgabe eines Normen- und Wertesystems

Den Aspekt des konditionierten Kindes, der ein Normen- und Wertesystem vorgibt, nenne ich den inneren Diktator.

Vielleicht erinnern Sie sich, dass immer das verlassene innere Kind der Adressat der Anordnungen des konditionierten Kindes ist. Das heißt, wenn ein innerer Diktator eine Weltsicht vertritt, in der der Wert „Schlanksein" einen sehr hohen Rang hat, beispielsweise durch den Glaubenssatz: „Du musst schlank sein, sonst will dich keiner!", gibt es ein verlassenes Kind in uns, dass daraus ein Gesetz für sich macht und versucht, diese Vorgabe zu erfüllen. Oder darunter leidet, dass es ihm nicht Folge leisten kann, oder aber dagegen rebelliert. In allen Fällen entsteht ein innerer Druck.

Ein Diktator, der den Glaubenssatz „Du musst die Beste sein!" vertritt, misst dem Wert Leistung einen sehr hohen Rang bei. In seiner Weltsicht ist die Geltung des Wertes Leistung beispielsweise der des Wertes Entspannung weit übergeordnet. Ganz gleich, ob wir uns vielleicht müde fühlen, unser innerer Leistungsdiktator wird sich dafür nicht interessieren, sondern trotz unserer Müdigkeit weiterhin darauf bestehen, dass wir uns in seinem Sine abmühen. Seine Glaubenssätze bestimmen unser Handeln, und wir fühlen uns von seinen Befehlen erschöpft.

Die Leitsätze unserer Emotionsfiguren – also unseres konditionierten und verlassenen inneren Kindes – sind uns nicht bewusst, es sei denn, wir trainieren unsere Aufmerksamkeit für sie. Wenn wir nicht bemerken, dass wir die Welt durch den Filter unserer Emotionsfiguren wahrnehmen, halten wir das, was wir sehen, für wahr.

Wenn ein Leistungsdiktator in uns aktiv ist, wird er dafür sorgen, dass unser Alltag aus anstrengenden To-do-Listen besteht. Weil wir mit Emotionsfiguren identifiziert sind, sehen und erfühlen wir keine Alternative.

Mir ist sehr bewusst, dass wir Verpflichtungen haben und nicht fern der Zivilisation als Eremiten in einer Berghütte leben. Es gibt Aufgaben, die erledigt werden müssen.

Wenn unsere einengende diktatorische Sicht, die keine Alternative zulässt, aber weicht, entdecken wir, dass es andere, schonendere Möglichkeiten gibt, unsere Aufgaben zu bewältigen. Wir erfüllen unsere Pflichten dann nicht mehr aus einer uns selbst auferlegten Strenge heraus, sondern können sie in freundlichem Kontakt mit uns erledigen. Nirgends verlieren wir mehr an Lebenskraft und Lebensqualität, als wenn wir uns aus dem Glaubenssatz eines inneren Diktators heraus mit innerer Härte begegnen.

Alle, mit dem Anspruch der Allgemeingültigkeit antretenden Aussagen über die Welt oder über das Leben, beispielsweise „Leben bedeutet Kampf“, „Nur die Harten kommen in den Garten“ „Ein Indianerherz kennt keinen Schmerz“ und alle Appelle an unser Verhalten, wie „Du sollst ...“, „Du musst ...“, „Du darfst nicht ...“, gehören zum Arsenal des inneren Diktators.

2. Die Abwertung, wenn wir dem vorgegebenen Normen- und Wertesystem des Diktators nicht entsprechen.

Können wir den Vorgaben des Diktators nicht folgen, kommt der zweite Aspekt des konditionierten Kindes zum Vorschein:

der innere Kritiker. Er wertet uns ab, indem er uns auf eine Art und Weise beschimpft, wie wir keiner wirklichen Person jemals erlauben würden, mit uns zu sprechen. Gedanken wie „Du fettes Schwein!", „Du bist ein Versager und wirst es niemals schaffen!", „Niemand will dich, du wirst immer allein bleiben!" sind nur einige schmerzhafte, aber keineswegs die extremsten Beispiele für seine Beleidigungen.

Der Kritiker ist der Gehilfe des Diktators und versucht, uns durch Abwertungen zu verdeutlichen, dass wir dem von seinem Chef vorgegebenen Weltbild nicht entsprechen.

Eine weitere Eigenschaft des inneren Kritikers ist, dass er uns mit anderen Menschen vergleicht und dabei uns oder den anderen schlecht aussehen lässt. Kritisieren wir andere Personen in ihrem Aussehen, ihrem Tun oder ihrem Charakter, entsprechen diese Leute nicht dem Weltbild unseres inneren Diktators – wir müssen sie abwerten.

Kritikersätze können wie Schläge auf uns einprasseln. Wir wissen dann oftmals nicht, wie wir uns davor schützen sollen. Emotionale Esser wählen als Ausweg das Essen, um sich gegen den Druck des Diktators und Kritikers unempfindlicher zu machen. Sie versuchen, dem bitteren Geschmack der Härte etwas angenehm Süßes entgegenzusetzen. Andere greifen zu betäubenden Suchtmitteln oder versuchen, über viel Schlaf der inneren Not zu entkommen. Einige Menschen reagieren auf die unerfüllbaren

Vorgaben des Diktators mit Depressionen. Sie sind „deprimiert“, (deutsch: niedergedrückt), und zwar von ihrem inneren Kritiker.

Viele Menschen können ihren Körper nicht sensibel genug oder manchmal auch gar nicht wahrnehmen. So spüren sie ihr verlassenes inneres Kind (ihr Unwohlsein) nicht. Deshalb können sie nicht verstehen, weshalb sie sich immer wieder in Suchtmittel flüchten müssen.

3. Den Druck des Diktators und des Kritikers innerhalb des Anpassungs- und Überlebensprogramms aushalten.

Wie ich beschrieben habe, ist der Druck des konditionierten Kindes auf unser verlassenes inneres Kind groß, und wir brauchen etwas, um mit ihm klarzukommen.

Diese Bewältigungsmaßnahme übernimmt der dritte Aspekt des konditionierten Kindes, den ich den inneren Verführer nenne.

Der innere Verführer versucht, den emotionalen Stress des Diktators und des Kritikers zu dämpfen. Bei emotionalen Essern geschieht dies über das Essen, bei Spielern über das Spielen, bei Alkoholikern durch den Alkohol. Hinter allen Verhaltensweisen, die uns emotionalen Stress nehmen, aber im System des kondi-

tionierten Kindes bleiben, steht der innere Verführer.
Darüber hinaus kommen von ihm auch all die Impulse, die uns von uns selbst wegtragen, obwohl wir das gar nicht wollen. So kann es sein, dass wir immer dann, wenn wir den Wunsch haben, etwas für uns zu tun, schlagartig müde werden und nie dazu kommen, unsere Absicht in die Tat umzusetzen.

Ich kenne Klienten, die während der Therapiestunde bei Themen, die das Herz ihres Problems berühren, den Kontakt zu sich verlieren und nicht mehr wissen, was gerade eben gesagt wurde.

Der Verführer zieht uns von uns selbst weg, damit wir nicht in tieferen Kontakt mit den schmerzhaften Emotionen unseres verlassenen inneren Kindes kommen. In der Kindheit hätten wir diese Empfindungen nicht aushalten können. Es war genau richtig, dass wir mithilfe des inneren Verführers das Ausmaß unseres verlassenen inneren Kindes nicht in vollem Umfang wahrzunehmen vermochten. Als Erwachsene hingegen wären wir dazu eigentlich in der Lage, doch stattdessen geschieht in uns etwas, das unserer Entwicklungsstufe nicht gemäß ist: Wenn wir mit einer Emotionsfigur identifiziert sind, werden die neuronalen Netzwerke in uns aktiviert, die sich in uns als Kind gebildet haben. Das heißt, im Kontakt mit unseren Emotionsfiguren sind wir in unserer inneren Gefühlswelt noch immer ein Kind.

Ich betone noch einmal, dass weder der Diktator noch der Kritiker und der Verführer „böse“ Anteile in uns sind. Es gab eine Zeit, da waren sie als Schutz- und Anpassungsprogramm für uns von existenzieller Bedeutung. Sie haben uns als Kind Sicherheit geboten, die es uns ermöglichte, zu bestimmten emotional schwierigen inneren Zuständen Distanz zu halten und uns dem Familienmilieu anzupassen.

Ist im Erwachsenenleben auf einem unserer inneren Plätze ein konditioniertes Kind noch aktiv, befindet sich auf einem anderen Platz ein verlassenes inneres Kind mit wichtigen biografischen Informationen für uns. Solange wir diese Informationen nicht wahrnehmen, werden wir sie als Blockaden immer wieder zu spüren bekommen. Das verlassene innere Kind wird sich durch Einsamkeitsgefühle, Unruhe, zwanghafte Gedanken, kreisende Formen von Wut, durch Traurigkeit, Angst, Scham, Ekel oder ein starkes Mangelempfinden bemerkbar machen.

Bei der Arbeit mit Glaubenssätzen kommt es häufig vor, dass das verlassene innere Kind nicht genügend in den Prozess einbezogen wird. Es ist heute neurobiologisch belegt, dass nicht nur unsere Gedanken unsere Körperempfindungen beeinflussen, sondern auch unsere Körperempfindungen unsere Gedanken.

Solange wir das konditionierte Kind in uns ablehnen und beschimpfen, es ignorieren oder umzustimmen versuchen, bleibt uns die sinnvolle Botschaft unseres verlassenen inneren Kindes verborgen und seine Blockade weiterhin bestehen. Beide Persönlichkeitsanteile gehören zur selben Medaille. Indem wir das konditionierte Kind beispielsweise durch die Aufforderung: „Verschwinde!" abzuwehren versuchen, wehren wir auch das verlassene innere Kind in uns ab und seine wichtigen Nachrichten erreichen uns nicht.

Niemand hat einen tieferen Zugang zu uns als wir selbst. Wir können auf der mentalen Ebene die Weltsichten des inneren Diktators in Frage stellen, und wir können verlassene innere Kindanteile über unser Körpergefühl entdecken und ihnen Ausdruck geben. Auf diesem inneren Weg erleben wir immer mehr, wer wir hinter unseren Glaubenssätzen wirklich sind. Wir müssen nicht länger einem Bild von uns nacheifern. Wir gehen zu der Gabelung zurück, an der wir vor vielen Jahren unbewusst einen Weg gewählt haben, der den Erwartungen unseres engen Umfeldes entsprach und uns die Aussicht bot, emotional zu überleben. Jetzt wählen wir, in Kontakt mit uns selbst, aus einer erwachsenen Position heraus, selbstbestimmt einen anderen Weg. Statt unseren Alltag von sich wiederholenden Konditionierungen bestimmen zu lassen, öffnen wir die Tür zu unserem „Weltinnenraum", wie Rainer Maria Rilke es so wunderschön ausgedrückt hat.

Bei der Emotionsfigur des inneren Verführers gibt es eine nicht zu unterschätzende Schwierigkeit. Ist ein Diktator oder ein Kritiker in uns präsent, entsteht in uns Stress und damit ein Unwohlsein. Beim Verführer ist das nicht so. Wenn wir beispielsweise nach einem anstrengenden Tag nach Hause kommen und uns der Verführer mit Sätzen lockt wie: „Jetzt bist endlich du an der Reihe. Nur du! Der Tag war so hart. Entspann dich bei etwas Schönem. Iss und sieh fern!", dann klingt das erst einmal sehr einladend.

18

Die Dicke in uns

Die Dicke in uns. Was meine ich damit?

„Dick“ ist hier nicht nur im wörtlichen, sondern vor allem im übertragenen Sinne gemeint. Übergewichtig ist dieser Persönlichkeitsanteil in uns nur, weil wir ihn immer wieder mit Essen abdämpfen. Er ist ein wissender Zeuge unserer Lebensgeschichte, der sich in einem dicken Kleid zeigt.

Gerade weil die Emotionsfiguren unserer Biografie entspringen, können wir nicht innerhalb ihrer Muster eine Befreiung von ihnen erfahren. Wenn wir beispielsweise einen Diätdiktator in uns haben, der in seinem Werte- und Normensystem ein bestimmtes Aussehen als sehr hohen Wert vertritt, wird es auf der anderen Seite immer ein verlassenes inneres Kind in uns geben, das Angst hat, nicht angenommen und geliebt zu sein, wenn es das Diktat nicht erfüllt.

Folgen wir einem Diät- oder Ernährungsplan, bleiben wir im alten diktatorischen System. Die Angst des verlassenen inneren Kindes – „Wenn ich dick bin, werde ich nicht geliebt!“ – bleibt unbewusst immer präsent. Wir bestätigen damit dem verlassenen inneren Kind: „Du bist nicht willkommen! Nimm erst ab, dann bist du liebenswert." Solange wir diese Angst am liebsten in uns wegsperren möchten, anstatt sie kennenzulernen, muss sie immer wiederkommen. Wir kämpfen ein Leben lang gegen uns selbst.

Die meisten Menschen geben „der Dicken" in sich die Information: „Ich will dich nicht, verschwinde, geh weg!" Dabei könnte sie uns Wichtiges über unsere innere Wahrheit sagen: Was für Bedürfnisse wir haben, was in unserer Biografie geschehen ist, woran wir uns nicht mehr fühlend erinnern können, welche emotionale Wunden in uns noch einer Aufmerksamkeit und Pflege bedürfen und welche inneren Impulse wir noch nicht wahrnehmen. Doch wir wehren ihre Informationen für uns immer wieder ab.

Wir können noch so viele Kurse besucht, Therapien absolviert oder spirituelle Erfahrungen gemacht haben: Wenn es in unserem Leben nicht gut läuft – sei es bei der Arbeit, mit den Kindern, mit unserem Partner oder allein mit uns selbst – offenbaren sich uns die Emotionsfiguren, die wir im tiefsten Innern in uns tragen. Unsere „Dicke" kann uns direkt zu diesen verborgenen Emotionsfiguren führen.

Es gibt Betroffene, die reden über ihre Gefühle, aber sie spüren sie nicht. Bei ihnen gehört das Rationalisieren zum Überlebensprogramm. Sie versuchen, alles vom Kopf her zu erfassen, um ihre Beschwernisse in den Griff zu bekommen. Damit verbergen sie oft eine große Angst, die Kontrolle über das Geschehen zu verlieren.

In einer Therapiesitzung arbeitete ich mit Ulrike, die als Kind schmerzhafte Erfahrungen bei einem Übergriff erlitten hatte. Durch eine Übung kam zum Vorschein, dass sich als Resultat dieser Übergriffe mit zwölf Jahren ein Diktator gebildet hatte, der sinngemäß den Glaubenssatz vertrat: „Du darfst nie wieder jemandem vertrauen! Menschen sind gewaltsame Kreaturen. Sie werden dich verletzen und können dich vernichten!“ Der Adressat dieses Satzes, ihr verlassenes inneres Kind, hatte viel Verrat und große emotionale Schmerzen erlebt. Im Bann dieses Diktates konnte sich Ulrike in Beziehungen nicht öffnen und lebte seit Jahren allein. Sie fühlte sich einsam und wünschte sich die Zweisamkeit mit einem Partner.

Gegen ihre Einsamkeit aß Ulrike Abend für Abend an. Ihr verlassenes inneres Kind reagierte dabei auf den Glaubenssatz ihres Diktators mit der tiefen Gewissheit: „Ich weiß, dass ich immer allein bleiben werde.“

Wie sich im Laufe der Therapiesitzung herausstellte, litt sie nicht primär an ihrer jetzigen Situation als Frau ohne Partner, sondern vor allem an den nicht aufgelösten Schmerzen ihrer Vergangenheit, die durch das Alleinsein getriggert wurden. Sie war damals in ihrer Not allein gelassen worden und diese Erfahrung hatte sich tief in ihr eingebrannt. Ganz gleich, wie oft sie zu Veranstaltungen ging oder sich im Internet in Partnerbörsen anmeldete: Ihre Vorstellung von Beziehungen war, dass sie verräterisch und verletzend seien.

„Die Dicke" konnte Ulrike unmittelbar und fühlbar in Kontakt mit ihrer Biographie bringen. Als sie diese während der Sitzung in sich zuließ und sich erlaubte, für einen Moment einmal ganz dick zu sein, stieß sie auf ein verängstigtes verlassenes Mädchen, das nach dem Verrat, der ihr angetan worden war, dringend Zuwendung und Trost brauchte. Dieses Mädchen in ihr lebte noch immer im quälenden Gefängnis seiner Kindheit. Am Tag war Ulrike abgelenkt, aber wenn sie am Abend zur Ruhe kam, begann sie die Wunde ihrer kindlichen Wirklichkeit zu spüren und der Zwang zu essen, setzte erneut ein. Erst als Ulrike die Erfahrung machen konnte, dass das alle Sinne umfassende Erleben ihrer emotionalen Schmerzen sie nicht aus dem heutigen erwachsenen Bewusstsein heraus niederdrückt, sondern ein kindliches Erbe war, konnte sie in der weiteren Therapie langsam die übermäßige Nahrungsaufnahme aus der Schutzpflicht nehmen und die Essanfälle stoppen.

Mit dem Kompass „Essen" konnte sie es dem verletzten Mädchen in ihr ermöglichen, den Schmerz zu erleben und ihm zeigen, dass es nicht allein und isoliert, sondern willkommen war. Sie konnte ihm die Gewissheit vermitteln, dass es seinen bisher eingesperrten emotionalen Schmerz zulassen und ausdrücken durfte. Bevor sie darauf gekommen war, das Essen als Wegweiser zu nutzen, hatte Ulrike gedacht, sie esse zu viel, weil sie in der Gegenwart allein lebte. Nun machte sie langsam die Erfahrung, dass sie als Erwachsene mit sich sehr wohl allein sein konnte. Nur in der unbewussten Identifikation mit ihrem verlassenen inneren Kind, das in seiner unterlegenen Position auf andere angewiesen war, kreiste ihre Welt mit all dem verstummten Leid Abend für Abend emotional in einer anderen Zeit. Dadurch fühlte sie sich vom Leben abgeschnitten. Das konditionierte Kind hinderte sie daran, aus dieser ausweglosen Situation herauszukommen, wodurch sie in ihrer erwachsenen Gegenwart immer wieder die gleiche Verzweiflung empfand wie als Kind – nämlich in innerer Einzelhaft zu sitzen.

Wie gehen Sie, liebe Leserin, mit „der Dicken" in sich um? Vielleicht mögen Sie diese Frage auf sich wirken lassen.

Meine Klientin namens Claudia schilderte mir ihre Frustration darüber, dass sie "in der letzten Woche" zugenommen hatte. Sie hatte sich am Morgen freudig im Glauben auf die Waage gestellt, leichter zu sein. Aber stattdessen zeigte ihr das Gerät ein Kilo mehr als zu Beginn der Woche an. In dem Telefonat fragte ich sie, ob sie es nicht merkwürdig finde, dass es ihr vor dem Wiegen noch gut gegangen sei und danach erst schlecht. Sie antwortete verzweifelt, es sei eben ein ewiger Kampf und sie habe Angst, dass er nie aufhöre.

Ich bat Claudia, sich nicht von der Bühne ihres Kampfes blenden zu lassen, sondern sich stattdessen zu fragen, was daran so schlimm sei, wenn sie dick wäre.

Sie wünsche sich so sehr, attraktiv zu sein, sagte sie, und habe große Angst davor, dick und hässlich zu werden. Während unseres Gespräches tauchten in ihr Erinnerungen auf, wie sie als Kind mutlos in ihrem Zimmer saß und oft Süßigkeiten wahllos in sich „hineinstopfte". Sie hatte einen Naschvorrat unter ihrem Bett versteckt, und wenn sie allein war, aß sie. Als wir ihre Körperempfindungen in unser Gespräch einbezogen, kam sie in Kontakt mit einem verlassenen inneren Kind in sich, das sehr unter den familiären Verhältnissen gelitten hatte. Dieses Kind sagte: „Wenn ich nicht esse, werde ich verrückt!"

Schritt für Schritt spürte Claudia die psychische Lage, in der sich ihr inneres Mädchen befand und ihre damit verbundene immense Ohnmacht, der sie einst ausgeliefert war. Gleichzeitig entstand in ihr langsam ein tiefes Mitgefühl für das verwundete Kind in ihr und aus diesem Mitgefühl heraus, begann sie zu weinen. Zum einen entlud sich eine seit Jahren angestaute Emotionsspannung des verlassenen inneren Kindes, zum anderen weinte sie als Erwachsene um das Kind, das sie gewesen war. Sie trauerte um sich. Ihre Tränen waren Ausdruck eines tiefen Schmerzes, den sie in diesem Moment nicht mit Essen abdämpfen musste, sondern spüren durfte. Die Tränen waren Ausdruck eines sich öffnenden Herzens für sich selbst. Am Ende des Telefonats sagte sie etwas zu diesem kleinen Mädchen in sich, das mich sehr berührte: „Egal, wie hässlich oder dick du für andere bist, für mich bist du schön!“

19

Der leise Aufschrei

„Früher habe ich nicht geweint, ich habe gegessen."
Eine Seminarteilnehmerin

Ein emotional nährendes Leben zeichnet sich dadurch aus, dass wir uns von innen nach außen entfalten können. Das heißt, dass wir innere Impulse wahrnehmen, aufgreifen und strömen lassen, wenn wir das möchten. Sind wir jedoch in der zwischen dem konditionierten und dem verlassenen inneren Kind eingespielten Dynamik gefangen, unterdrücken wir diese befreienden inneren Anstöße.

Indem das konditionierte Kind in uns vorgibt, wie wir zu sein und uns zu verhalten haben, kreisen wir in gewohnten Bahnen und haben es schwer, neue, uns weitende Erfahrungen zu machen. Unser konditioniertes Kind behandelt uns so, als wären wir wirklich noch immer ein Kind. Es lässt uns in unserem Inneren immer nur die Orte besuchen, die wir bereits kennen und die es als sichere Inseln einstuft. Aber bei diesen Besuchen werden wir kein neues Land betreten können. Das Unbekannte empfinden wir als Gefahrenzone.

Auf einer Veranstaltung unterhielt ich mich mit einer Frau, deren innerer Diktator es ihr sehr schwer machte, im Sommer schwimmen zu gehen. Nach seinem Normen- und Wertesystem war sie dafür zu dick. Obwohl sie sich im Wasser sehr wohl fühlt, hatte sie sich schon seit mehreren Jahren nicht mehr an den Strand oder ins Schwimmbad getraut. Ihr innerer Kritiker wertete sie für ihre Figur stark ab und suggerierte ihr, dass sie im Badeanzug peinlich aussehe und auf andere abstoßend wirken würde.

Sehr übergewichtige Menschen werden häufig mit diskriminierenden Meinungen anderer konfrontiert. Wie in unserer Gesellschaft mit Übergewichtigen umgegangen wird, empfinde ich als empörend. Ihre Benachteiligung ist nicht zu bezweifeln und ich höre in meiner therapeutischen Praxis von demütigenden Erfahrungen Betroffener. Es steht außer Frage, dass die Herausforderung für stark Übergewichtige, sich mit ihrem Gewicht in unserer Öffentlichkeit zu bewegen, ausgesprochen groß ist. Ich kenne korpulente Menschen, die sich selbstbewusst ihren Handlungsspielraum nicht durch andere streitig machen lassen und ich kenne schlanke Menschen, die aus ständiger Angst, dick zu werden, hinter inneren Gittern leben und aufgrund ihrer inneren Kritiker keinen Ausbruch wagen. Die eben erwähnte Frau war nicht adipös, dennoch behandelte ihr Kritiker sie so.

Wenn wir die eigenen Emotionsfiguren nicht wahrnehmen, projizieren wir sie unbewusst auf andere:

1. Haben wir selbst einen starken Diktator, der ein bestimmtes äußeres Erscheinungsbild fordert, und wir entsprechen seiner Vorgabe nicht, wird unser Kritiker andere Menschen, die dieses Bild erfüllen, im Vergleich mit uns auf- und uns selbst gnadenlos abwerten.

   Wir sehen dann eine andere Person und fühlen uns ihr gegenüber unattraktiv, fett und unterlegen.

2. Können wir dem diktatorischen Bild von uns entsprechen, wertet unser Kritiker nicht selten andere Personen ab, die nicht gemäß der diktatorischen Vorgabe aussehen, und uns dadurch auf.

   Wir sehen einen Menschen, der dick ist, sind selbst schlank und denken: „Wie kann man sich nur so gehen lassen!"

3. Aber auch wenn wir uns nicht in das vom Diktator vorgegebene Erscheinungsbild fügen, kann es passieren, dass wir, identifiziert mit unserem Kritiker, andere Menschen herabsetzen.

   Wir sind selbst übergewichtig und werten andere korpulente Menschen ab, um uns von unserem Empfinden des „Nicht-in-Ordnung-Seins" zu distanzieren.

Diese Härten sind natürlich nicht nur auf das Aussehen beschränkt, sondern können sich in ganz verschiedenen Lebensbereichen zeigen.

Viele Menschen schämen sich so sehr für ihre kritischen Gedanken anderen gegenüber, dass sie ihre Scham mit besonders betonter Freundlichkeit zu überspielen versuchen. Dadurch geraten sie noch tiefer in die Dynamik der beiden inneren Kinder. Der Kreislauf kann dann bei manchen Betroffenen etwa so aussehen:

- Der „Aussehens-Diktator“ gibt durch seine Glaubenssätze ein bestimmtes Bild vor.

- Wir entsprechen diesem Bild nicht, woraufhin uns unser Kritiker abwertet.

- Andere, die wir sehen und die dem Normen- und Wertesystem unseres Diktators ebenfalls nicht entsprechen, verunglimpfen wir gedanklich.

- Diese Verunglimpfung kollidiert mit dem Glaubenssystem eines anderen Diktators in uns, der meint, dass wir Menschen gegenüber freundlich und nett sein müssten.

- Für das Überspielen unserer Verurteilung gegenüber anderen wertet uns daraufhin ein neuer Kritiker, der das andere diktatorische Glaubenssystem repräsentiert, ab, weil er meint, es sei heuchlerisch, verlogen und gemein von uns, diese Gedanken zu haben und nach außen hin freundlich zu tun.

- Irgendwann wird die Spannung durch den Verurteilungsdruck in uns so groß, dass wir ihn mit Essen abzudämpfen versuchen.

- Damit widersetzen wir uns wiederum unserem „Aussehens-Diktator", und der Kreislauf beginnt von vorn.

Ein weiteres Beispiel für ein Leid bringendes Wechselspiel, das häufig vorkommt:

- Wir spüren einen Impuls in uns, tanzen zu gehen.

- Unser Kritiker meint, dass wir dafür zu dick seien.

- Wir folgen unserer Lust nicht, sondern bleiben zu Hause.

- Nun wird ein trauriges, vielleicht sogar hoffnungsloses verlassenes inneres Kind in uns aktiv, welches glaubt, seine Bedürfnisse könnten nie erfüllt werden und es könne deshalb nie ein leichtes Leben führen.

- Weil die Verzweiflung groß ist und damit die Emotionsspannung steigt, meldet sich unser Essensverführer und versucht, die Spannung des verlassenen inneren Kindes abzudämpfen. Wir essen emotional.

- Damit entfernen wir uns wieder stärker von der Pflichtenpeitsche unseres „Aussehens-Diktators". Unser Kritiker wird erneut aktiviert, und unsere innere Spannung steigt wieder an. Wir sind im Teufelskreis gefangen.

Widersetzen wir uns unseren natürlichen Impulsen und folgen stattdessen unseren Emotionsfiguren, wiederholen wir immer wieder das, was wir bereits kennen, und sind darüber verständlicherweise frustriert. Mit Sätzen des konditionierten Kindes wie „Dafür bist du zu dick!", „Dich will doch keiner!", „Das ist ja lächerlich, was du vorhast!" ersticken wir die pulsierende Kraft in uns, die sich von Anbeginn unseres Lebens in uns und durch uns entfalten möchte. Diese Kraft aber ist es, die uns mit dem nährenden Empfinden von Lebendigkeit verbindet und uns einen tieferen Lebenssinn fühlen lässt.

Was denke ich? Was fühle ich? Sind wir gegenüber uns selbst unnachgiebig und hart? Überschreiten wir unsere Grenzen? Stellen wir die Bedürfnisse anderer über die eigenen?

Wenn es für uns selbstverständlich ist, anderen höflich und respektvoll zu begegnen, so bedeutet das noch lange nicht, dass wir uns auch im Umgang mit uns selbst so verhalten. Unser konditioniertes Kind sorgt dafür, dass wir uns selbst gegenüber oft streng und unfreundlich, manchmal sogar feindselig auftreten. Wir treiben uns unaufhörlich an und beschimpfen uns für vieles, was uns nicht gelingt. Es ist nie genug! Wir sind nie genug! Wir sollen noch besser sein, noch klüger, noch schöner, noch schlanker. Es reicht einfach nie!

Diese innere Unerbittlichkeit, mit der wir uns selbst begegnen, hat ihren Preis. Wir bleiben durch sie immer in einem Mangelempfinden gefangen, denn wir müssen ja erst noch anders werden, als wir sind. Und so diskriminieren wir uns täglich selbst. Wir verwehren uns Erlebnisse, die wir lieben. Wir gehen nicht schwimmen, weil wir glauben, erst noch abnehmen zu müssen. Wir erlauben uns nicht, tanzen zu gehen, weil wir uns dafür noch als zu dick empfinden.

Das Leben ist irgendwo da draußen, nur nicht bei uns. Wir müssen erst unser Gewicht reduzieren, damit wir daran teilnehmen können. Wir verschieben das Leben in die Zukunft und verpassen es so im Jetzt.

Durch diese Selbstdiskriminierung grenzen wir uns von unserer Lebensfreude aus. Wir verwehren uns all die emotional nährenden Dinge, nach denen unsere Seele hungert. Die Reaktion darauf ist Verzweiflung. Wir bleiben im Mangeldenken unseres verlassenen inneren Kindes eingesperrt.

Der emotionale Essdruck ist nicht nur die Mitgift eines Essensverführers in uns, sondern zugleich auch ein leiser Aufschrei gegen die immer wiederkehrende Aufforderung unseres konditionierten Kindes, anders sein zu müssen, als wir sind.

Stellen Sie sich vor, Sie würden ein kleines Mädchen kennen, das sieben Jahre alt ist – nennen wir es Anja. Anja hat wie jeder Mensch das emotionale Urbedürfnis, so angenommen zu werden, wie sie ist. Das heißt, sie möchte nicht für das, was sie *tut*, sondern dafür, wer sie *ist*, geliebt werden. Ob sie dick oder dünn, schnell oder langsam, offen oder verschlossen, scheu oder forsch ist: Anja wünscht sich, *ihren* Platz in der Welt zu haben.

Stellen wir uns weiter vor, auch Anjas Eltern wären Ihnen bekannt. Diese meinen, dass ihre Tochter diesen Platz nur finden kann, wenn sie dünn, hübsch, schnell und offen ist. Deshalb versuchen sie, ihr Kind nach dieser Norm zu erziehen. Das tun sie nicht mit Druck, sondern mit liebevoll klingenden Worten. Wenn Anja am Tag immer wieder träumt, obwohl sie doch eigentlich ihre Hausaufgaben machen sollte, zeigen sie aber kein Interesse an ihrem Traum, sondern geben ihr mit aufmunternden

Bemerkungen zu verstehen, dass sie ihre Aufgaben erledigen müsse. Weil sie nichts von Anjas Traumwelt kennen, kommen sie gar nicht auf die Idee, dass sich deren Träume vielleicht mit den Hausaufgaben verbinden ließen. Stattdessen bestärken sie Anja, sich auf das zu konzentrieren, was ihr aufgetragen wurde. Denn sie glauben, dass ihre Tochter nur dann eine gute Zukunft haben kann, wenn sie so ist, wie „die Welt" sie fordert. Anja lernt daraus, dass ihre Träume nicht erwünscht sind.

Nehmen wir weiter an, dass Anja ein scheues, leises und eher langsames Mädchen ist. Was glauben Sie, wie sie sich fühlen wird, wenn sie spürt, dass sie mit ihren Träumen nicht willkommen ist? Und wie wird sie sich fühlen, wenn sie in der Familie oder in der Schule zu spüren bekommt, dass sie nicht in die vorgegebenen Verhaltensformen passt? Was soll Anja mit ihrer inneren Wahrheit anfangen? Wenn Anja gesund reagiert, wird sie ihren emotionalen Schmerz, den diese Erfahrung hervorruft, zum Ausdruck bringen. Eine Möglichkeit, die sie unbewusst wählen kann, um „Aua!" zu rufen, ist das Essen. Sie könnte auch ein anderes Verhalten zeigen, wie sich die Haare auszureißen, Nägelkauen oder Einnässen. Manche Kinder entwickeln gleich mehrere solcher Abwehrformen. Bei Anja ist es das zwanghafte Essen, das ihr hilft, die durch den Verlust ihrer kindlichen Integrität entstandene emotionale Spannung zu mildern. So ist das emotionale Essen der Zwilling eines völlig gesunden Protestes.

Wir haben alle eine Anja in uns.

Wir haben ein emotionales Essproblem, weil wir wesentliche Eigenschaften, wesentliche Talente, wesentliche Charaktere von uns nicht leben können. Waren es früher unsere Eltern oder unser Milieu, die uns aufforderten, jemand anderes zu sein, sorgen wir heute selbst dafür, dass es so bleibt.

20

Der Spiegel unserer Kindheit

„Auch aus Steinen, die in den Weg gelegt werden, kann man Schönes bauen!“
Johann Wolfgang von Goethe

Wenn der Sturm in uns tobt, wenn der Zwang zu essen unsere Sinne benebelt, ist es nicht einfach, achtsam gegenwärtig zu sein. Wenn ich zu Beginn eines Seminars mein Vorgehen erkläre, ist die Stimmung hoffnungs- und erwartungsvoll. Die Teilnehmer freuen sich auf die Übungen. Wenn wir aber dann am nächsten Morgen die erste gemeinsame Essensübung machen, in der es um die enge Nachbarschaft zwischen Essen und Emotionen geht, kommen bei vielen all die Emotionsfiguren zum Vorschein, die auf keinen Fall vom Essen lassen möchten.

Für Manche ist das ein aufwühlendes Erlebnis, denn durch die Kopplung von Essen und Emotionen *fühlen* sie ihre Emotionsfiguren zum ersten Male, von denen sie bisher vielleicht nur *wussten*. Einige weinen beim Essen, andere begegnen mir mit Aggressionen und möchten die Übung am liebsten beenden.

In dem Augenblick, wo wir einen Zwang unterbrechen, kommen wir in Kontakt mit der starken emotionalen Spannung, die unter ihm gebunden ist. Wenn es nicht mehr nur um ein Verstehen der inneren Vorgänge geht, sondern darum, sie wirklich zu spüren, offenbart sich, dass wir gute Gründe haben, weshalb wir bisher nicht vom Essen lassen konnten. Das ist für viele die Geburtsstunde des Mitgefühls für sich selbst. Plötzlich fühlen wir, dass kein Monster in uns lauert, das wir mit Plänen zügeln müssen, sondern eine emotionale innere Not.

Einer meiner Klienten brachte diese Not so zur Sprache: „Wenn wir lange Zeit den Wind unserer Emotionsfiguren im Rücken haben und von ihnen angetrieben werden und nun plötzlich stehen bleiben und uns umdrehen, haben wir erst mal kräftigen Gegenwind." Das stimmt, aber hier und heute, als Erwachsene mit dem Wind im Gesicht, können wir wahrnehmen, dass wir mehr sind als das Kind, das wir einmal waren.

Heute stehen uns ganz andere Mittel zur Verfügung, um Emotionen zu begegnen, als in der ohnmächtigen Position, in der wir uns als Kinder befanden. Damit wir aber diese Erfahrung machen können, müssen wir immer wieder innehalten. Wenn uns das nicht gelingt, sollten wir dieses „Ich kann nicht!" respektvoll und behutsam erforschen.

Indem wir darauf zu achten beginnen, wann Emotionsfiguren in uns aufkommen, können wir sie mithilfe unserer Körperwahrnehmung kennenlernen. Statt sie wegzuschicken oder sie mit Essen mundtot machen zu wollen, führen sie uns an innere Orte. Dort leiden unsere verlassenen inneren Kinder und benötigen Hilfe. An diesen tiefsten Orten begegnen wir Elementen unserer

Persönlichkeit, die glauben, dass wir es nicht wert sind, geliebt zu werden. Dass das Zulassen von Liebe viel zu gefährlich sei. Dass wir unbedingt die Kontrolle behalten müssen, damit wir nie wieder verletzt werden können. Dass wir niemandem trauen können. Dass Fühlen Schmerz bedeutet, kurzum: dass die Welt kein sicherer Ort ist.

Diese tiefen Überzeugungen sind ein Spiegel unserer Kindheit. So haben wir sie erfahren. Auch wenn wir vieles verdrängt oder abgewehrt haben, unsere Emotionsfiguren können uns helfen, an die alten Orte zu kommen, um uns behutsam von den Fesseln unserer Vergangenheit zu befreien. Nicht indem wir die Emotionsfiguren wegschicken, um dann als konditioniertes Kind gut zu funktionieren und uns selbst weiterhin Gewalt anzutun, sondern indem wir den Mut wecken, unsere Geschichte fühlend kennenzulernen. Das gelingt nicht von heute auf morgen. Die anstrengende Flucht vor uns selbst aufzugeben, braucht Zeit. Der Gewinn ist keine organisierte Bildungsreise zu unserer geistigen Erbauung, sondern eine alle Sinne beanspruchende Expedition ins Unbekannte. Dieses Unbekannte sind wir selbst.

Ganz gleich, wie gut es uns im Verlauf eines Tages gelungen ist, fleißig, nett und effizient zu sein: Unser Essdruck macht uns am Abend darauf aufmerksam, dass wir uns selbst übergangen haben. Wir haben gut funktioniert, aber wenig gelebt. Wir haben vielleicht die Bedürfnisse von anderen erfüllt, aber die eigenen entweder gar nicht wahrgenommen oder sie im Panzer unserer Emotionsfiguren bewusst übergangen.

Wir haben ein Bild von uns, aber wir kennen uns nicht wirklich. Das Kleid, das man uns angezogen hat oder wir selber anziehen mussten, ist uns so vertraut, dass wir oftmals nicht wahrnehmen können, dass wir überhaupt eines tragen, geschweige denn, wer wir unter diesem Kleid sind. Wir halten das Kleid für unsere Haut.

Übung:
Zuschauer des eigenen Kinos

Nehmen Sie sich auch für diese nächste Übung einige Minuten Zeit, in der Sie ungestört sind. Schalten Sie das Telefon aus und legen Sie sich etwas zum Schreiben bereit. Und wieder empfehle ich Ihnen, die Anleitung erst einmal ganz zu lesen, damit Sie wissen, worauf die Übung hinausläuft.

Schließen Sie bitte Ihre Augen und atmen Sie nun einige Male tief ein und aus, sodass Sie Ihren Körper spüren können. Atmen Sie dann normal weiter.

Lassen Sie den gestrigen Tag Revue passieren. Sehen Sie sich selbst, wie Sie den gestrigen Tag verbracht haben, wie in einem Film. Schauen Sie sich diesen Film aus der Loge des Beobachters an. Wie haben Sie den Tag erlebt? Welche Aufgaben haben Sie erledigt, mit wem hatten Sie Kontakt?

Vergegenwärtigen Sie sich nun bitte aus dieser Zuschauerperspektive: Welche Diktatoren, Kritiker oder Verführer waren bei Ihnen gestern aktiv?

Nennen Sie jeweils mindestens zwei Sätze Ihrer Diktatoren, Kritiker und Verführer. Schreiben Sie diese Sätze in der Du-Form auf, denn so wird für Sie empfindbarer, dass Sie sich an einen Adressaten wenden: das verlassene innere Kind in Ihnen.

Nun spielen Sie den Film noch einmal ab und achten dabei auf Ihr verlassenes inneres Kind. Formulieren Sie bitte einen oder mehrere Sätze aus der Sicht des verlassenen inneren Kindes in der Ich-Form. Zum Beispiel: „Ich kann nicht mehr", „Ich fühle mich einsam", „Ich bin unruhig."

Noch einmal kurz zur Erinnerung:

Der Diktator sagt Ihnen, wie die Welt ist und wie Sie sich in ihr zu verhalten haben. Zu seinem Repertoire gehören auch alle allgemeinen Aussagen über die Welt und alle einschränkenden Glaubenssätze wie „Du sollst ...", „Du musst ...", „Du darfst nicht ...", die Ihnen Druck machen.

Der Kritiker wertet Sie oder andere ab. Er sagt Sätze, wie: „Du bist unattraktiv!" „Du bist zu dick!", „Du bist faul!"

Der Verführer stellt Sie mit verschiedenen Mitteln ruhig oder lenkt Sie von sich selbst ab, zum Beispiel durch Essen, durch Computerspiele, durch Rauchen. Eine typische Äußerung von ihm könnte sein: „Das Essen hast Du Dir jetzt verdient!", „Fang doch morgen mit den Aufgaben an!" oder „Gönn Dir das mal!"

Das verlassene innere Kind repräsentiert eine Emotion und damit jede Form von körperlichem Unwohlsein, die länger anhält als wenige Minuten. Dazu gehören unter anderem: Unruhe, Traurigkeit, Wut, Druck oder Angst.

Manche Menschen können ihre Emotionsfiguren recht schnell ausfindig machen. Andere enttarnen nur wenige und wieder andere erst einmal keine.

Diese Übung braucht Übung. Sollten Sie anfangs Schwierigkeiten mit ihr haben, lassen Sie sich nicht entmutigen. Eine Möglichkeit, sie sich zu eigen zu machen, kann darin bestehen, dass Sie sich, insbesondere bei Essdruck, fragen: Wie geht es mir gerade? Welche Emotionsfiguren sind gerade in mir aktiv? Diese Selbstbeobachtung hilft uns dabei, sie zu erkennen, um nicht mehr in ihnen verloren zu gehen.

Überlebensstrategien

„Der Erwachsene achtet auf Taten, das Kind auf Liebe."
Sprichwort aus Indien

Wie jedes andere Säugetier reagieren auch wir Menschen auf bedrängende äußere Ereignisse biologisch. In unserem Körper werden biochemische Abläufe in Gang gesetzt, die uns helfen sollen, mit der Gefahr fertig zu werden. Erleben wir eine für uns bedrohliche Situation, wird, vereinfachend ausgedrückt, ein Gehirnbereich in uns aktiviert, der unser vegetatives Nervensystem „auf Hochtouren bringt". Es kommt zu Hormonausschüttungen, die dafür sorgen, dass die Spannung in uns ansteigt, sodass ausreichend Energie zur Verfügung steht, um gegen die Bedrohung kämpfen oder aber vor ihr fliehen zu können.

Dieser von unserer ältesten Hirnregion, dem sogenannten Stammhirn, gesteuerte Mechanismus kann nicht willentlich von uns beeinflusst werden. Er ist ein Erbe aus Vorzeiten und hat dafür gesorgt, dass wir Menschen bis zum heutigen Tag überleben konnten.

Können wir gegen die Gefahr kämpfen oder vor ihr fliehen, wird die von unserem vegetativen Nervensystem zur Verfügung gestellte hohe Energie in Kampfhandlung oder Fluchtbewegung umgesetzt. So können wir uns der Anspannung wie automatisch entledigen und wieder beruhigen, wenn die Gefahr vorüber ist. Unsere emotionale und körperliche Erregung lässt nach, und wir kehren auf unser gewohntes Energieniveau zurück.

Ist die Gefahrenmeldung ein falscher Alarm, befreit sich unser Körper von der zuvor gesteigerten Anspannung etwa durch Zittern. So kann sich unser Nervensystem normalisieren. Auch hier findet ein biologischer Prozess seinen Abschluss.

Ist es hingegen in einer existenziell bedrohlichen Situation nicht möglich, entweder zu kämpfen oder zu fliehen, tritt eine dritte, ebenfalls willentlich nicht beeinflussbare Reaktion unseres Gehirns in Kraft: die innere Starre. Wir sind dann wie das Kaninchen vor der Schlange, das sich nicht bewegen kann.

Auch dieses evolutionsbiologische Programm war vor Urzeiten absolut sinnvoll. Da viele Raubtiere kein Aas fraßen, hatten unsere Vorfahren, wenn sie sich tot stellten, eine gewisse Chance, dass die Bestien sich täuschen ließen und sie verschmähten. Unsere Überlebenschancen stiegen also nicht nur durch Kampf oder Flucht, sondern auch durch die wie ein Blitz in uns fahrende Simulation einer Totenstarre.

Sobald die Gefahr vorüber ist, wird die vom Nervensystem hochgefahrene und dann in der Starre eingefrorene Energie automatisch durch biologische Körperreaktionen abgeleitet. Durch Bewegung, Zittern oder andere Formen der Entladung kann das Nervensystem von Säugetieren die angestaute Anspannung auflösen und sich langsam wieder beruhigen. Der Organismus schaltet von der Starre und somit von einer hohen blockierten Energie in eine befreiende Motorik um.

Auch bei uns Menschen würde der Körper einen solchen Entladungsvorgang einleiten, aber durch unsere höher entwickelten Gehirnregionen sind wir in der Lage, uns diesem biologischen Prozess unter bestimmten Bedingungen entgegenzustellen. Wir können bewusst oder unbewusst Techniken entwickeln, die es uns ermöglichen, diesen natürlichen Ablauf zu unterbrechen. So können wir die Muskeln anspannen oder die Luft anhalten, wenn wir eine emotionale Regung in uns spüren. Oder wir entwickeln zwanghafte Handlungen, zum Beispiel das Essen, um unser Nervensystem anderweitig *kurzfristig* zu entspannen beziehungsweise uns abzulenken.

Unsere Emotionen drücken sich immer in einer Körperspannung aus – nicht nur in bedrohlichen Situationen. Deshalb nenne ich alle sogenannten negativen Körperspannungen auch Emotionsspannung. Bei Wut verkrampft sich beispielsweise unser Magen, bei Angst rast unser Herz, bei Traurigkeit fühlen wir uns bleiern schwer. Die starken Emotionen, die eine bedrohliche Situation begleiten – etwa Existenzangst oder große Verzweiflung – zeigen die körperlich hochgefahrene Energie unseres Nervensystems an. Um diese Emotionen nicht oder nicht in vollem Ausmaß empfinden zu müssen, haben wir bestimmte Glaubenssätze entwickelt, die uns helfen sollen, diese für uns früher unerträglichen Empfindungen nicht noch einmal zu spüren.

Kinder haben nicht die Möglichkeit, zu kämpfen oder zu fliehen. Was Kinder in einer schwierigen oder bedrohlichen Situation dringend brauchen, ist ein Erwachsener, der ihnen liebevoll Sicherheit vermittelt und ihnen dadurch einen Raum öffnet, in dem sich ihre Emotionsspannung in Weinen, Zittern oder Schlagen ausdrücken kann. So hat ihr Nervensystem die Möglichkeit, sich von der angestauten Energie zu befreien und sich dadurch wieder auf den Ruhezustand einzupendeln. Geschieht dies jedoch nicht, bleibt die hohe Spannung im Nervensystem des Kindes unaufgelöst. Aus dem ängstlichen, wütenden oder verzweifelten Kind wird bei nicht befreiter Emotionsspannung mit der Zeit ein isoliertes, inneres verlassenes Kind, das in dieser Spannung mit den korrespondierenden Erfahrungen festsitzt und auf Befreiung wartet. Obwohl wir heranwachsen, bleibt diese Persönlichkeitsfigur in uns auf der ursprünglichen, kindlich emotionalen Stufe stehen. Der körpereigene Prozess kann sich nicht vollenden.

Geschieht später in unserem Erwachsenenleben etwas, das dieses scheue innere Antlitz von uns wachruft, also triggert, werden alle Erinnerungen von damals in unserem Körper lebendig, was zerreibend und erschöpfend sein kann. Ein aktuelles Ereignis aktiviert den emotionalen Schmerzkreislauf von damals.

Wir zeigen dann auf das Geschehen in der Gegenwart eine für andere Menschen übertrieben erscheinende Reaktion. Der neue Partner etwa ruft uns nicht an und wir sind mit unseren Gedanken darüber in einer zwanghaften Schleife. Wir werden immer wütender oder ängstlicher oder verzweifelter und malen uns düstere Szenarien aus.

Die Reaktionsmuster von früher sind wieder da. Die gestaute alte Energie versucht sich erneut zu befreien und klopft bei uns an. Aber weil wir die Quelle dieser ursprünglichen Erfahrung in unserer Kindheit verdrängt haben, können wir die Misere in der Gegenwart nicht einordnen. Wir verstehen nicht, weshalb uns ihr Stachel emotional so stark trifft und haben das Empfinden, sie nicht aushalten zu können.

Um damals, als wir klein waren, einen Umgang mit der für uns sehr schwer oder manchmal gar nicht erträglichen Situation finden zu können, entwickelten sich in uns konditionierte Kinder, die einen Weg boten, uns vom verlassenen inneren Kind abzulenken und weiterhin „gut funktionieren“ zu können. Der innere biologische Prozess zur Befreiung hat nicht stattgefunden. Aber in Partnerschaft mit dem konditionierten Kind in uns erlangten wir eine Kontrolle über die Situation.

Was dies bedeutet, möchte ich Ihnen gern anhand der frühen Lebensgeschichte meiner Klientin Conny verdeutlichen: Als Conny klein war, stritten sich ihre Eltern sehr viel. Da sie dies als Kind nicht verstehen konnte, hatte sie nachts im Bett oft große Angst, wenn die Stimmen ihrer Eltern immer lauter wurden. Ihre größte Sorge war, dass ihre Eltern sich trennen könnten. In ihren Albtraumphantasien malte sie sich aus, dass ihre Eltern sie weggeben und sie ins Heim kommen könnte.

Connys vegetatives Nervensystem lief in diesen Nächten auf Hochtouren. In jener Zeit entwickelte sie sehr starke Emotionsfiguren: ein völlig verängstigtes, verlassenes inneres Kind, das die starke emotionale Spannung nicht ertrug – und als Gegenpol ein konditioniertes Kind. Dieses half ihr, ihre Nöte *scheinbar* zu befrieden, indem es ihre Aufmerksamkeit von der Ohnmacht ihres verlassenen inneren Kindes abzog und auf den Plan lenkte, wieder Kontrolle über die Angst gewinnen zu können.

Conny begann sich einzubilden, sie könne die Ehe ihrer Eltern retten – und damit sich selbst vor dem gefürchteten Heim bewahren –, wenn sie außergewöhnlich „gut“ sei. Sie beschloss, sich besonders brav zu verhalten und ihren Eltern keinen Kummer zu bereiten, sodass sie eine zufriedene Familie sein könnten. So wurde sie ausgesprochen hilfsbereit, stürzte sich ins Lernen um gute Schulnoten zu erlangen und versuchte auf vielerlei Art, für ihre Eltern das perfekte Kind zu sein. Sie entwickelte ein konditioniertes Kind, mit dessen Hilfe es ihr gelang, die Bühne, auf der ihr verlassenes inneres Kind mit all seiner schmerzlich empfundenen Ohnmacht auftrat, zu verdunkeln und das Licht auf die Leistungsbühne des konditionierten Kindes zu lenken.

Conny forderte sehr viel von sich. Sie begann, erfolgreich Leistungssport zu treiben, und liebte alles, was mit „Machen“ und „Analysieren“ zu tun hatte. Als ich sie zu Beginn unserer Therapiezeit einmal fragte, was sie am analytischen Denken besonders möge, erwiderte sie, dass ihr daran gefalle, alles schnell einordnen und in den Griff bekommen zu können. Jede Form von Chaos versetzte Conny in Anspannung und musste sofort „geregelt“ werden.

Für Conny hätte alles gut laufen können, wären da nicht die Panikattacken gewesen, die sie immer wieder überfielen und quälten. Da sie sich bei den aufkommenden Ängsten mit Essen beruhigte, pendelte sie zwischen zeitweilig ausufernden Essattacken und stark kontrolliertem Essen hin und her.

Als Conny zu mir kam, hatte sie ein Selbstbild von sich, das auf den Glaubenssätzen ihres konditionierten Kindes aufgebaut war. Sie hasste ihre Angstattacken, da sie sich dann, wie sie es ausdrückte, immer jämmerlich klein und ausgeliefert vorkam. Jede Form von Bedürftigkeit oder Schwäche verurteilte sie vehement. Ihre Angstattacken brachten sie in bedrohlichen Kontakt mit dem Opferempfinden ihrer Kindheit. Das Essen half ihr dabei, ihr vegetatives Nervensystem zu beruhigen und damit ihr verlassenes inneres Kind wieder in die Verbannung zu schicken.

Anders als viele andere Menschen konnte sich Conny noch gut an die unerträglichen Situationen erinnern, in denen sie voller Angst in ihrem Zimmer hoffte, dass die Eltern ihren Streit beenden mögen. Viele Menschen haben keine oder nur wenige bewusste Erinnerungen an überfordernde Momente in ihrem Elternhaus. Doch unsere Körpererinnerung führt uns zielstrebig auf die biografisch relevanten Bühnen zurück.

Bevor wir überhaupt in die Nähe dieser Körpererinnerungen kommen, haben wir den Schokoriegel schon im Mund und ärgern uns über unsere Disziplinlosigkeit. Durch unseren Essensverführer sind die Bedürfnisse unseres verlassenen inneren Kindes in uns abgedämpft – wir haben die eigentliche Bühne verlagert. Nun kreisen wir ums Essen. Unser Kritiker verurteilt uns wegen unserer Maßlosigkeit, unser Diktator schmiedet neue Diätpläne, und ein verlassenes inneres Kind hat das Empfinden, das Problem niemals lösen zu können. Wir sind auf einem Schauplatz gelandet, der unsere Aufmerksamkeit voll und ganz einnimmt – dem des Gewichtsproblems.

Essen ist für viele Menschen ein sehr effizientes Mittel, eine emotionale Spannung erträglicher zu machen. Tatsächlich kann das Essen unser hochtouriges Nervensystem schnell erleichtern. Das Problem bei dieser Beruhigung ist, dass sie nicht aus der natürlichen körpereigenen Energieabfuhr resultiert, sondern durch die Pille „Essen“ künstlich herbeigeführt wurde. Der biologische Frieden bleibt aus. Es ist, als würden wir bei aufkommenden Kopfschmerzen immer wieder eine Tablette schlucken, die uns die Peinigung vorübergehend erspart. Die Ursache – der tiefer liegende physisch emotionale Prozess – bleibt jedoch im Dunkeln.

Vielleicht wird an dieser Stelle deutlich, weshalb ein bloßes Verstehen unserer Biografie und Erkenntnisse über sie allein nicht ausreichen. Aber auch ein wildes emotionales Ausagieren kann mehr schaden als nützen. Sich die Kehle aus dem Hals zu schreien oder wahllos auf Kissen einzuprügeln, bezieht die Weisheit unseres inneren Körpers nicht mit ein. Sie aber kann uns verraten, wann es gut ist, Gas zu geben, und wann wir lieber auf die Bremse treten sollten. Es nützt auch wenig, uns mit dem verlassenen inneren Kind in uns vollständig zu identifizieren. Das führt uns nur wieder in die biografischen Fallen von damals zurück. Einfach nur die Ohnmacht vergangener Situationen zu empfinden, ist leidvoll und verändert nichts.

Vielmehr geht es darum, jetzt, mit der Handlungsfreiheit, Umsicht und Verantwortung des Erwachsenen, die Emotionsspannungen unseres verlassenen inneren Kindes achtsam zu verringern. Wir befinden uns, indem wir so mit uns arbeiten, in einem doppelten

Bewusstsein: Wir sind ein „Körperkind“ – das Kind von damals und der erwachsene Mensch von heute in einer Person.

Unsere Biografie ist, wie sie ist. Es ist vollkommen gesund, darüber zu trauern, dass wir bestimmte seelische Erfüllungen nicht erfahren haben. Aber es ist ein Unterschied, ob wir einsam und isoliert in dieser Trauer festsitzen, oder ob wir im Tiefen beginnen uns zu begegnen, nachzunähren und zu lieben. Unseren inneren Körper so intim mit einzuschließen, lässt die inneren Gefängnisstäbe schmelzen. Wir steigen aus der einschnürenden Vergangenheitsschleife aus und beginnen die Gegenwart intensiver zu genießen.

Jede unserer Handlungen kann einem Genuss oder einer Betäubung dienen. So kann beispielsweise das Fernsehschauen ein genussvoller Urlaub von unseren Pflichten sein. In seiner Wahllosigkeit kann es aber ebenso unsere verborgenen Sehnsüchte narkotisieren. Alles, was wir tun, um den Schmerz in uns nicht spüren zu müssen, gehört zu unseren individuellen emotionalen Überlebensprogrammen. Die entscheidende Frage ist auch hier: Leiden wir darunter? Falls nicht, gibt es kein Problem. Falls doch, könnte die Betrachtung unserer Überlebensmuster nützlich sein.

Zu ihnen gehören unter anderem: das emotionale Essen, Leistungen erbringen müssen, ungezügelter Redefluss, zwanghaftes

Verhalten wie beispielsweise Händewaschen, Alkoholkonsum, nicht enden wollende Gedankenschleifen, Rauchen, hypochondrische Ängste, exzessives Arbeiten, sich immer um andere kümmern müssen und vieles mehr. Alles – auch schöne Aktivitäten, die an sich geeignet sind, Freude in uns zu wecken – kann sich in eine Droge verwandeln, wenn es zum Abdämpfen des verlassenen inneren Kindes dient.

Wenn wir wirklich durchdringen, aus welchen Situationen sich einschränkende Glaubenssätze in uns gebildet haben, werden wir sie nicht mehr nur einfach als lästiges Überbleibsel aus unserer Kindheit betrachten. Sie haben uns geholfen, emotional zurechtzukommen. Sie verdienen durchaus unseren Respekt.

Das konditionierte Kind hat im Verlauf unserer Lebensgeschichte zwei Aufgaben übernommen: 1. unsere Anpassung an die übernommenen Glaubenssätze unseres familiären Umfeldes und 2. den Aufbau einer „Ersatzbühne", um uns von emotional unerträglichen Situationen abzulenken und ihre Gründe unter den Teppich kehren zu können.

Wenn beim Ruhen oder Meditieren Tausende von Gedanken unseren Kopf durchkreuzen, wenn unser Geist rast, können wir dagegen ankämpfen und uns ärgern, sodass wir nicht in die Stille gelangen, nach der wir uns sehnen. Wir können unseren

Gedankenstrom als etwas von uns Getrenntes deuten. Aus meiner persönlichen Erfahrung ist dieses Bild jedoch unvollständig. Wenn wir nur diese Bühne sehen, dann ergibt das Theaterstück mit den vielen wechselnden Gedankenszenen keinen Sinn. Erst wenn es uns gelingt, dieses Schauspiel mit einem gewissermaßen „dritten Auge" zu verfolgen, erkennen wir, dass es uns von der wirklichen Bühne ablenkt.

Es ist so, als würde etwas in uns bei dem Versuch, zur Ruhe zu kommen, die Musik laut aufdrehen. Etwas in uns hat Angst vor der Stille, weil sich in ihr die Unruhe aus unserer Vergangenheit meldet.

Wenn wir diese Angst zu würdigen beginnen, können wir unseren Emotionsfiguren, die innerlich aus dem Zimmer rennen und „Alarm!" schreien wollen und uns an den Haushalt oder was auch immer erinnern, ins Gesicht schauen und sagen: „Du hast Angst, das ist okay. Wie solltest du auch keine haben! Dir fehlt noch die Erfahrung, dass wir hier und heute in Sicherheit sind. Renn ruhig tausendmal aus dem Zimmer. Ich bin hier und warte auf dich! Mach mich ruhig schläfrig, sobald ich mich mir selbst zuwenden möchte. Wenn ich wieder aufwache, werde ich dich, mein verlassenes inneres Kind, begrüßen. Was immer du tust, um mich von mir selbst abzulenken, ich kann verstehen, dass du das aus deiner erlebten Vergangenheit heraus tun musst. Du versuchst, mich zu schützen. Indem ich deine Angst von meiner erwachsenen Brücke aus wahrnehme und dich nicht aus dem Blick lasse, wirst du spüren können, dass wir hier und heute geschützt sind. Ganz gleich, wie lange du noch brauchst, ich werde hier sein, um dir eine neue Erfahrung zu gestatten: Eine Erfahrung, die du noch so wenig kennst: nämlich einfach nur zu s e i n !

23

Essen als Strafe

Es gibt Menschen, bei denen das emotionale Essen ein autoaggressiver Akt ist. Ihre Meinung über sich selbst ist, bewusst oder unbewusst, so verurteilend, dass sie das Essen dazu nutzen, dieses Selbstbild immer wieder zu bestätigen. Dabei wird ein oftmals unterhalb der Wahrnehmungsschwelle liegender Kreislauf von Schuld und Scham mithilfe der Verlockung Essen in Gang gehalten.

Die Geschichte meines Klienten Kai veranschaulicht, was ich mit diesem Kreislauf meine. Kai erlebte sehr früh eine Trennung von seiner alleinerziehenden Mutter. Sie musste viel arbeiten und ließ ihn deshalb in der Obhut seiner Großmutter, die kaltherzig und sehr streng war. Kais kindliches Bewusstsein konnte nicht verstehen, weshalb seine Mutter ihn weggab und ihn bei dieser Frau ließ. In dem tiefen Schmerz, allein gelassen und einer gefühlskalt-bedrohlichen Atmosphäre ausgeliefert zu werden, glaubte er, dass mit ihm irgendetwas nicht in Ordnung sei.

Kai entwickelte ein starkes Minderwertigkeitsgefühl und baute innere Kritiker auf, die ihm immer wieder soufflierten: „Mit dir stimmt etwas nicht, sonst würde dich deine Mutter nicht verlassen! Du bist selbst schuld, dass Menschen, die dich lieben, von dir weggehen! Du bist es nicht wert, dass man bei dir bleibt!“ In dem jungen Mann breitete sich ein Schuldgefühl für sein bloßes Dasein aus. Kai hatte wenig Kraft, war nicht belastbar und brauchte viel Schlaf.

Als er sich mit anderen zu vergleichen begann, stellte er fest, dass er nicht so leistungsfähig war wie seine Spielgefährten. In der Schule hatte er große Probleme, sich zu konzentrieren. Also bildeten sich weitere Emotionsfiguren, die ihm sagten, wie ein Junge zu sein habe - dass er selber eine Memme sei und obendrein noch dumm. Je mehr Druck er bekam, desto mehr musste er essen und sich in depressiven Schlaf flüchten.

Durch das Essen verschaffte er sich für kurze Momente ein bisschen Luft von seinen mächtigen inneren Kritikern und „gönnte" sich etwas Genuss. Das Problem aber war, dass er sich durch das Essen und die anschließende Selbstabwertung immer wieder als Versager fühlte. Nach dem Essen hasste er sich noch mehr. Er schämte sich, weil er es noch nicht einmal schaffte, eine banale Essensreglementierung durchzuhalten.

Kai verkörperte den früh gebildeten Glaubenssatz, dass er nichts wert sei, über das emotionale Essen jeden Tag aufs Neue. Die Illusion, er müsse nur schlanker sein, dann werde er geliebt, konnte er sich durch das immer neue Diäthalten und Reglementieren bewahren. So half ihm das Essen dabei, sein Schuldempfinden unbewusst zu leben. Es diente ihm nicht nur zur vorübergehenden Befriedigung seiner inneren Spannungen, sondern auch als Selbstbestrafung: Er fühlte sich für seine Disziplinlosigkeit

„zu Recht“ schuldig.

Als Kai zu mir kam, dachte er, das Essen nähme ihm seine Energie, da er sich nach den üppigen Mahlzeiten oft müde fühlte und seine Abende nur noch auf dem Sofa verbrachte. Erst als wir auf die eben geschilderte Ursache seiner Essstörung kamen, offenbarte sich ihm das kommunizierende ganze Orchester: die Schuld, die Scham, das Essen und seine Erschöpfung.

Auch für meine Klientin Stefanie stellte das Essen einen autoaggressiven Akt dar. Sie hatte in ihrer Kindheit sexuelle Übergriffe erlitten und ihr tiefes Scham- und Schuldgefühl darüber emotional verdrängt. Das Empfinden, *sie* sei schlecht und deshalb selber schuld an ihrer Verletzung, hatte sich in sie eingebrannt.

Stefanie war fest davon überzeugt, dass es ihr nicht zustehe, unbeschwert zu sein. So nutzte sie das Essen dazu, ihre Bürde weiterhin zu ertragen. Wenn es ihr gut ging, hatte sie das Empfinden, es nicht zu verdienen. Beim Essen und der ihm folgenden „berechtigten“ Verurteilung durch ihre inneren Kritiker blieb die sie an ihrer Befreiung hemmende Scham-Schuld-Spirale eisern oder besser: eisig „intakt“.

Scham und Schuld können bei Menschen mit Essproblemen eine große Rolle spielen. Das „Essen ohne Hunger“ verdeckt ihre autoaggressiven Motive und verhüllt den eigentlichen Schauplatz ihrer Not.

24

Opfer sein dürfen

Ein Freund machte mich einmal auf ein Phänomen aufmerksam. Es irritiere ihn, dass sich so viele Leute über ihr Leben beklagen. Und in der Tat – auf den ersten Blick scheint es erstaunlich, wie oft Menschen sich unzufrieden über diese und jene Farbe ihres Alltags äußern. Schauen wir uns jedoch an, wie unsere Gesellschaft mit dem umgeht, was all die verlassenen inneren Kinder in ihr repräsentieren, weicht die Verwunderung rasch dem Verständnis: Unsere soziale Welt verlangt von uns, dass wir dynamisch, kraftvoll und belastbar sind. Deshalb neigen viele Menschen dazu, Seiten in sich, die den reibungslosen Ablauf stören – ihre Sensibilität und Bedürftigkeit, ihre Empfindsamkeit und Zartheit, ihre Ängste und ihren Schmerz – zu verurteilen und abzuwehren. Sie nehmen Medikamente, lernen autosuggestive Techniken oder versuchen, sich ihrer verlassenen inneren Kinder durch Verhaltenstrainings zu entledigen. Nur ignorieren sie dabei eine sehr einfache Wahrheit:

Bevor wir etwas loslassen können, müssen wir uns erst einmal erlauben, es zu haben.

Das verlassene innere Kind, das Opfer in uns, kann erst von uns gehen, wenn wir seine Gegenwart würdigend anerkennen. Wir können uns nicht von uns selbst abschneiden. Auch wenn wir uns tausendmal Mühe geben, vor einer bestimmten Seite in uns zu fliehen, wir nehmen sie immer mit, ganz gleich, wohin wir gehen. Es ist wie der Versuch, vor dem eigenen Schatten wegzulaufen.

Wir können uns nicht von etwas lösen, mit dem wir tief im Innern identifiziert sind.

Wenn unser konditioniertes Kind es uns nicht erlaubt, Opfer zu sein, sucht sich der Opferanteil in uns auf anderen Wegen „Redezeit“. Wir beschweren uns dann laufend über unsere Kollegin, die Handwerker, die Autofahrer, unsere Gesundheit, unseren Partner und merken nicht, dass wir nicht nur *sie* meinen.

Es ist menschlich, sich über Geschehnisse auszutauschen und dabei auch zu klagen. Aber wenn es zum Normalzustand wird, dass wir uns über andere beschweren, lohnt sich die Frage: Darf ich eigentlich „bewusst Opfer sein“, ohne dies mit Erfahrungen aus meinem Alltag rechtfertigen zu müssen? Darf ich mir wirklich eingestehen: Ich fühle mich als Opfer? Oder kommt sofort ein Kritiker und wertet mich dafür ab, dass ich jammere oder dramatisiere?

Manchen Menschen fällt es schwer, sich selbst zuzugestehen, dass ihre Kindheit ein Leiden hervorgebracht hat. Der Grund dafür liegt auch darin, dass in unserer Gesellschaft leider noch immer die Meinung vertreten wird: Nur wenn jemand Übergriffe in Gewaltform erlebt hat – sexueller Missbrauch, geschlagen werden oder extreme Vernachlässigung – kann ein Kind psychischen Schaden nehmen.

Heute weiß man jedoch, dass es auch eine Traumatisierung gibt, die unser Leben nicht nach nur *einer* erschütternden Episode in unvorhergesehene Bahnen lenkt. Stattdessen nimmt sie über längere Zeit einen „leiseren" Entstehungsverlauf. Sie wird Entwicklungstrauma genannt und entsteht in der Kindheit durch seelische Verletzungen im zwischenmenschlich feineren Bereich. Es kann sich entwickeln, wenn Kinder mit ihren Eltern keine für sie ausreichende emotionale Bindung leben können.

Wenn wir uns, wie in diesem Buch bereits erwähnt, zu Beginn unseres Lebens länger nicht gesehen und gewürdigt fühlen – beispielsweise wenn unser verzweifeltes Schreien immer wieder unerhört bleibt oder wir uns nicht geliebt fühlen – kann dies schwerwiegende Folgen für uns haben. Obwohl nach außen nichts „Dramatisches" geschehen ist, können die emotionale Not und deren psychische Wunden die gleichen sein wie bei einer in der Öffentlichkeit bereits „anerkannteren" Traumatisierung.

Manchen Menschen fällt es schwer, ihr Opfersein aufzugeben, weil sie befürchten, es könnte der Eindruck entstehen, dass das, was ihnen zugestoßen ist, gar nicht so erschütternd gewesen sein mag.

Meine Klientin Sonja brachte dieses heikle Thema auf den Punkt: „Meine Mutter möchte unbedingt, dass ich abnehme und aufhöre, so depressiv zu sein. Aber wenn ich nicht mehr durch mein Gewicht und meine Depression als Opfer erkennbar wäre, wenn ich wirklich kraftvoll und schlank wäre, dann könnten meine Eltern und auch andere denken, dass alles gar nicht so schlimm gewesen sei. Aber es war schlimm, und ich gönne meinen Eltern diese Erleichterung nicht!"

Sonja spricht hier mehrere Aspekte an: Besonders wichtig ist ihr die Rache an ihren Eltern, die sich in ihrem Gewicht und ihrer Depression manifestiert – nicht weil sie gern Opfer ist und leidet, sondern weil es noch ein verlassenes Kind in ihr gibt, dessen Wut sie ihren Eltern bislang nicht zeigen kann. So bringt sie diese Wut indirekt zum Ausdruck. Sie kann ihren Eltern, wenn sie ihnen begegnet, immer wieder signalisieren: „Seht ihr! Das habt ihr aus mir gemacht!"

Es nützt nichts, Sonja an ihre Verantwortung als erwachsene Frau zu erinnern. Ihr Kopf, ihre erwachsene Vernunft weiß, dass das, was sie macht, nicht verantwortungsbewusst ist. Aber eine gesunde Verantwortung zu übernehmen, ist keine reine

Kopfsache. Sie fordert auch unsere Herzen. Wenn Sonja nur zu hören bekommt, dass sie doch nun endlich erwachsen werden müsse, schämt sie sich für ihre Gedanken nur noch mehr und verurteilt sich für ihre kindliche Rache. Das führt wiederum dazu, dass sie noch mehr isst, um ihr Scham- und Schuldempfinden weniger spüren zu müssen. Was sie braucht, ist Unterstützung für ihre festsitzende Wut.

Wenn wir uns erlauben, die Emotionen unseres verlassenen inneren Kindes zu artikulieren, kann dieses Kind in uns langsam nachreifen und erwachsen werden.

Ein anderer Aspekt ist Sonjas Angst, ihre reale Opfererfahrung könnte in Vergessenheit geraten, wenn es ihr besser ginge. Ihre Sorge ist, dass andere, nicht nur ihre Eltern, denken könnten: „So schlimm kann sie ja nicht gelitten haben, wenn es ihr jetzt wieder gut geht. Sie hat bestimmt eine Mücke zum Elefanten gemacht!“

So viele Ratsuchende haben Kritiker in sich, die sagen: „Du dramatisierst!“ Erkennen wir nicht, dass diese Abwehr zur Dynamik unseres konditionierten und verlassenen inneren Kindes gehört, leben wir mit einer hohen Anspannung in uns. Wir brauchen dann viel an Essen oder andere Bewältigungsstrategien, um unsere Erregung unter Kontrolle zu halten.

Manchmal neigen Betroffene dazu, die in der Abwehr ihres verlassenen inneren Kindes leidvoll feststecken, aus einer oft unbewussten emotionalen Not heraus in körperliche Beschwerden oder Krankheiten auszuweichen. Von unseren physisch sichtbaren Symptomen erhoffen wir uns dann, dass unser Leid von anderen als *berechtigt* wahrgenommen wird.

Es gibt eine Form der Depression, die sich körperlich sichtbar zeigt. Sie heißt „larvierte Depression" und wird auch „somatisierte" oder „maskierte" Depression genannt. Wenn sich Menschen nicht trauen, ihr verlassenes inneres Kind sprechen zu lassen, demonstrieren sie mit ihren körperlichen Symptomen ihr Opfersein. Auch in einem solchem Fall benötigt das verlassene innere Kind in uns Beistand.

Damit möchte ich keinesfalls sagen, dass alle Krankheiten das Resultat abgewehrter verlassener innerer Kinder sind. Es gibt keine „So-ist-es-Regel". Jeder Mensch ist individuell und muss für sich schauen, was auf ihn zutrifft und was nicht.

Sollten Sie, liebe Leserin, die Sorge haben, dass das von Ihnen Erlebte in Vergessenheit geraten könnte, empfehle ich Ihnen eine Art Mahnmal für die Taten und Leiden ihres inneren Opfers. Das kann eine Blume sein, etwas selbst Gebasteltes oder ein Bild. Wichtig ist, dass es eine Zeit lang einen festen Ort hat und es so eine Würdigung für das Leid ihrer Vergangenheit gibt. Manchen Menschen tut so ein Gedenkort gut, andere benötigen ihn nicht. Wie auch immer Sie dazu stehen – folgen Sie Ihrem Empfinden, damit diese Verwundung in Ihnen heilen kann.

Gern möchte ich noch einmal hervorheben: Etwas, das wir loslassen wollen, braucht zunächst einmal die Erlaubnis, ganz da sein zu dürfen. Das Opfer in uns braucht ein Bezeugen und Anerkennen, dass es da ist.

Manche therapeutische Verfahren arbeiten mit dem inneren Opfer leider auf sehr fragwürdige Weise. Danach soll möglichst schnell ein Mitgefühl für die Personen aufgebracht werden, die dafür gesorgt haben, dass das Opfer in uns entstehen konnte. Ich halte ein solches Vorgehen für gefährlich. Wenn wir uns zu schnell auf die Seite dieser „Täter-Personen“ stellen und verstehen, dass sie nicht anders konnten, weil sie selbst von Emotionsfiguren gelenkt wurden, dann versteinert dieses Verständnis unser heutiges erwachsenes Bewusstsein. Aber würden Sie, liebe Leserin, wenn Sie ein wirkliches verletztes Kind hätten, ihm nicht erst einmal mit aller Hingabe beistehen? Es wäre Ihnen doch erst einmal gleichgültig, *warum* jemand Ihr Kind verletzt hat? Wenn Sie Ihrem Kind nicht beistünden, fühlte es sich nicht nur vom „Täter“ verraten, sondern auch von Ihnen.

Manche Kinder müssen mit ihren Eltern einen Loyalitätspakt eingehen. Dieser besteht darin, dass sie in die Schuhe ihrer Eltern schlüpfen, um das für sie Leid bringende Verhalten ihrer Mutter oder ihres Vaters verstehen und rechtfertigen zu können. Doch dieses Verstehen entspringt keinem liebenden Wollen, sondern einem Überlebensprogramm, um mit den „Tätern" unter einem Dach leben zu können. Wenn wir einem derartigen Muster folgen, werden wir als Erwachsene sehr darin geübt sein, Verständnis für andere aufzubringen und uns selbst zu übergehen.

Betroffene mit einem versteckten Loyalitätsbund innerhalb einer Therapie zu früh in ein Verständnis für „die Täter" zu führen, erhält dieses Bündnis aufrecht. Die Anklage des Kindes, die es hinausschreien müsste, um sich aus diesem Bund zu befreien, wird durch das falsche Verständnis für die Erwachsenen von damals in Watte gepackt. Das verlassene innere Kind und die in ihm angestaute Energie bleiben in der Welt unbewusst aktiv. Unser Essproblem wird auf diesen verletzten Anteil in uns aufmerksam machen – und deshalb nicht von uns gehen können.

Ich plädiere dafür, keine Regel aufzustellen, wie die Biographie eines Menschen mit seinen Eltern aufgearbeitet werden sollte. Für manche könnte es unstimmig sein, ihren in die Jahre gekommenen Eltern Vorwürfe zu machen, während es für andere sehr wichtig sein kann. Entscheidend ist, innerhalb eines für uns guten Rahmens, einen Weg zu finden, ganz für das Opferkind in uns auf- und einzustehen.

Der letzte Aspekt, den ich zu diesem Problemkreis erwähnen möchte, ist die Sicherheit, die manche Menschen im Opfersein suchen. Wenn wir Angst vor dem Leben haben, vor dem Unbekannten, das als Nächstes kommen könnte, halten wir „lieber“ am bekannten Leiden fest. Dazu bietet uns das Essproblem eine vertraute Bühne: Wir starten einen Versuch abzunehmen, wir schaffen ihn nicht, wir verzweifeln daran und starten einen neuen Versuch. So müssen wir uns nicht mit der Angst vor dem Unvertrauten auseinandersetzen und vermeiden die Konfrontation mit unserem fehlenden Vertrauen in das Leben.

Der innere Weg

Stress und Essen

Warum reagieren manche Menschen auf äußere Beschwernisse gelassen, während andere bereits bei kleineren Anforderungen unter Druck geraten?

Wie wir mit Alltagssituationen umgehen, hängt im Wesentlichen von unseren Emotionsfiguren ab. Bei der Arbeit reißen wir uns vielleicht noch zusammen und erledigen alle Aufgaben, weil unser innerer Diktator uns dort dominiert, aber zu Hause angekommen, können viele von uns nicht mehr: Ihre Wohnung verkommt, ihnen fehlt die Kraft, sich mit den Kindern zu beschäftigen, jedes Treffen mit einer Freundin wird zu einem „Termin“. Sie wollen einfach nur noch eins: in Ruhe gelassen werden!

Häufig können wir dann nicht einmal das allabendliche Liegen auf dem Sofa wirklich genießen. Wenn wir uns im Gedankensturm der Emotionsfiguren befinden, liegt unser Körper zwar auf der Couch, aber unser Geist rast umher und lässt uns keine Ruhe. Umso größer ist dann unser Wunsch, nichts mehr zu fühlen und nichts mehr wahrnehmen zu müssen. Sowohl das Essen als auch das Fernsehen eignen sich hervorragend, uns aus unserer Innenwelt zu verscheuchen: Während das Essen uns innerlich abdämpft, entführt uns das Fernsehen in eine imaginäre Außenwelt. Dieses zweifache „Von-sich-weg-sein“ macht diese Kombination von Essen und Fernsehen bei vielen emotionalen Essern so beliebt.

Das Vertrackte ist, dass solche sich immer wiederholenden Ablenkungsmanöver uns zwar kurzfristig Erleichterung verschaffen, aber natürlich die Emotionsfiguren nicht antasten. Die Folge ist, dass die Rituale zur leidvollen Gewohnheit und wir zu deren Sklaven werden können.

Viele Betroffene wissen nichts von ihrem inneren Stress, sondern glauben, sie seien einfach nur „gefräßig" oder disziplinlos. Ihre Konditionierung „Stress – Essen" ist so automatisiert, dass sie sofort zu Leckereien greifen und gar nicht mitbekommen, welche emotionale Dringlichkeit in ihnen wartet.

Wie stark dieser innere Stress bei manchen Menschen mit einem Übergewicht sein kann, zeigt eine amerikanische Langzeitstudie, die 2007 veröffentlicht wurde. Sie wertete die Schicksale von 16.683 Patienten aus, die sich zwischen 1995 und 2004 im US-Staat Pennsylvania einer Magenverkleinerung und Darmverkürzung zur Gewichtsreduktion unterzogen hatten. Die Wissenschaftler fanden heraus, dass bei den Operierten die Suizidrate, verglichen mit der einer Kontrollgruppe gleichaltriger Amerikaner ohne diesen Eingriff, um mehr als das Fünf- bis Siebenfache anstieg – um 570 Prozent bei Männern und 740 Prozent bei den Frauen. Ein alarmierendes Ergebnis!

Diese Menschen hätten sich der Magenoperation sicher nicht unterzogen, wenn ihnen klar gewesen wäre, wie stark sie das Essen als Bewältigungsstrategie für ihren inneren Stress brauchten. Wohin sollen Betroffene mit ihrem Druck, wenn ihnen das Essen als Ventil nicht mehr zur Verfügung steht? Es ist im wahrsten Sinne des Wortes „not-wendig" unsere Betrachtung des Themas „Übergewicht" zu verändern.

Unter Stress wird in uns eine Kette physiologischer Prozesse in Gang gesetzt, die unseren Körper binnen Sekunden Energiereserven für eine sofortige Muskelleistung mobilisieren lässt, um einer brenzligen Situation zu begegnen. Bei Gefahr fährt unser vegetatives Nervensystem hoch, und unsere Grundspannung steigt stark an. Sobald wir aus der Gefahrenzone heraus sind, entspannt sich unser System in Ruhelage.

Diesen, uns aus Urzeiten erhalten gebliebenen Automatismus, habe ich bereits im Kapitel „Überlebensstrategien" beschrieben. In unseren Zeiten schaltet er sich auf nicht mehr so eindeutige Weise ein. Zwar reagieren auch wir bei Stress noch nach diesem alten Automatismus. Aber eine Gefahrensituation wird von jedem Menschen subjektiv anders bewertet. So kann der eine Mensch seine Aufgabe am Arbeitsplatz als Überforderung und damit als negativen Stress empfinden, während ein anderer sie als sportliche Herausforderung schätzt. Dies gilt für alle

Lebenslagen: Ein Beziehungskonflikt, der Haushalt, ein Anruf – jede zum Handeln auffordernde Stresssituation hat das Potenzial, den einen zur Höchstform auflaufen zu lassen und den anderen an den Rand der Verzweiflung zu bringen.

Was folgt daraus für unser Thema?

Vergleichen wir für einen Moment den Stress mit Wasser und unseren Körper mit einem Gefäß. Nach diesem Bild hat ein Mensch, den dank der Gunst seiner Biografie keine starke Dynamik der Emotionsfiguren verunsichert, einen niedrigen Normal-Wasserstand und folglich ausreichend Platz für das Ansteigen des Wassers, wenn eine Alltagssituation es fordert.

Anders verhält es sich bei Menschen, die es mit einer heftigen Dynamik ihrer Emotionsfiguren zu tun haben. Ihr Gefäß hat von vornherein einen hohen Wasserstand, da die durch den emotionalen Druck des konditionierten und des verlassenen inneren Kindes hervorgerufene Grundanspannung immer im roten Maximalbereich pendelt. Werden die Betroffenen nun mit einer Extraaufgabe konfrontiert, kann ihr Gefäß überlaufen, und ihr Umfeld oder sie selbst begreifen dann nicht, wieso eine derart geringe zusätzliche Anstrengung eine Überforderung darstellt. Ihr Behälter ist voll, sodass das ansteigende Wasser überläuft. Nun können ein Telefonat oder sogar das Zähneputzen als nicht mehr zu bewältigende Zumutung empfunden werden. Bei manchen Menschen geht dies so weit, dass sie selbst das morgendliche Aufstehen viel Kraft kostet, da sie sich durch den starken Emotionsfigurendruck dem Tag nicht gewachsen fühlen.

Unser „Wasserstand" richtet sich ursächlich aber gar nicht den vielen „Litern" unserer Alltagsaufgaben, sondern nach der psychischen Schwere unserer Emotionsfiguren. Wenn wir das nicht im Blick haben, verstehen wir nicht, weshalb wir uns so schnell ausgepowert und überfordert fühlen. Das Paradoxe ist, dass unser innerer Kritiker uns sogar dafür, dass wir erschöpft sind, häufig noch abwertet. Im Normen- und Wertesystem unseres inneren Diktators dürfen wir nicht erschöpft sein. Dadurch kommen wir erst recht nicht zur Ruhe. Selbst wenn wir schlafen, erholen wir uns nicht.

Natürlich sind wir müde, wenn wir uns zu viel vornehmen und zu wenig Rücksicht auf unsere Ressourcen nehmen – wenn wir uns keine Pausen gönnen. Aber wie kommt es, dass wir uns in der Arbeit verlieren, uns Unterbrechungen verbieten und über unsere Grenzen gehen? Die Antwort liegt im Wechselspiel unserer Emotionsfiguren. Leistung ist uns dann ein höherer Wert, als auf uns zu achten.

Unserer Überbelastung nur äußerlich zu Leibe rücken, bringt oftmals nicht die gewünschte Veränderung. Auf einem Seminar klagte eine Frau, dass sie ihre Arbeitszeit halbiert habe, aber die nun freie Zeit nicht genießen könne, weil sie sich innerlich immer wieder dafür verurteile, dass sie so faul sei. Offenbar hatte diese Frau einen starken inneren Diktator, der sie zu Leistungen antrieb. Obwohl sie plötzlich mehr Zeit für sich hatte, stand sie weiterhin unter Druck. Dessen Schwere aber können auch Ausgleichsstrategien wie Sport oder Entspannungstechniken nur vorübergehend verringern, da sie das tiefere Problem, die Emotionsfigurendynamik, nicht berühren.

Die eine Seite der Medaille ist, darauf zu achten, dass wir uns körperlich nicht übernehmen. In unserem Sozialwesen, in der Leistung und Schnelligkeit höher angesehen werden als Achtsamkeit und Mitmenschlichkeit, stehen wir vor großen seelischen Herausforderungen, und ganz sicher müssen sie nicht nur individuell, sondern von der Gesellschaft insgesamt ins Visier genommen werden.

Aber bis wir hoffentlich irgendwann so weit sind, möchte ich Sie gern ermutigen, die andere Seite der Medaille zu betrachten. Denn wir haben mehr Spielraum und Einflussmöglichkeiten, als wir glauben. Wir haben sie dort, wo uns niemand hineinreden kann: in unserem Inneren. Dort können wir den Emotionsfigurenstress in uns erforschen und lösen. Denn:

Es ist vor allem der innere und nicht der äußere Stress, der uns überfordert und essen lässt.

Ernährungspläne sind ein Teil des Problems

„Um an die Quelle zu kommen, muss man gegen den Strom schwimmen.“

Konfuzius

Manchmal kommen Menschen auf meine Veranstaltungen und fragen mich, ob ich gegen eine gesunde Ernährung sei. Das bin ich ganz und gar nicht. Sich gesund zu ernähren, kann eine Wohltat sein. Sie ist es aber nicht, wenn wir dabei einem Verzicht- oder Du-musst-Modus, sprich, einem Diktator folgen. Wir gehen dann streng und hart mit uns um.

Hinzu kommt, dass sich viele Ernährungslehren fundamental widersprechen. So sehen die Anhänger der Makrobiotik, der Ayurveda- und der traditionellen chinesischen Medizin gekochtes Getreide als Grundnahrungsmittel an, während viele Rohkostapostel die Botschaft verkünden, dass Getreide eine verheerende Schleim bildende Wirkung habe. Die Instinkto-Ernährungsform lehnt alle Milchprodukte ab, während bei der Paleo-Ernährung Rohmilch getrunken wird. Hat in der Vollwertkost der Frischkornbrei hohes Ansehen, lehnen fast alle anderen Ernährungslehren rohes Getreide ab. Diese Liste könnte noch lange fortgesetzt werden. Einige Theorien sind mehrere tausend Jahre alt, und ich habe Respekt vor ihrem Wissen. Aber: Auch sie widersprechen sich!

Nur weil jemand, nach welchen Kriterien auch immer, zwischen guten und schlechten Lebensmitteln unterscheidet, heißt das noch lange nicht, dass wir solche Bewertungen *für uns selbst* übernehmen müssen. Wir sollten uns erlauben, unsere eigene Erfahrung mit Nahrungsmitteln zu machen. Damit meine ich nicht, ein Lernprogramm allein gedanklich nachzuvollziehen, sondern innerlich zu spüren, wie die Mahlzeiten, die wir uns gönnen, ganz individuell auf uns wirken, und zwar körperlich *und* seelisch.

Eine Ernährungsform, bei der wir spüren – nicht nur kognitiv wissen –, dass sie uns wohltut, kann eine Richtlinie sein. Sie darf aber nicht zu einem Dogma verkommen. Wir brauchen eine freie Wahl, sonst legen wir uns ein inneres Mieder an, das uns vom tieferen Wohlbehagen mit uns selbst und damit unserem wichtigsten Zugang zu einem entspannten Wohlfühlgewicht trennt. Härte erzeugt nur Widerstand und weitere Härte. So entsteht keine Entspannung. Ein sich von innen heraus entwickelndes Wohlfühlgewicht ist etwas ganz anderes als ein Ernährungskorsett. Der Stress, der dadurch ausgelöst wird, dass wir uns bestimmte Nahrungsmittel versagen, macht wieder zunichte, was wir uns durch die Ernährung bescheren möchten.

Stellen wir uns vor, wir folgen einem bestimmten Plan und haben dabei immer wieder Appetit auf eine schmackhafte Mahlzeit, die unser Plan uns verbietet. Wir rühren also den deftigen Eintopf nicht an und wählen den Salat. Welche Information bestätigen wir uns damit? Es ist die Information: „Was du dir wünschst, bekommst du nicht!“ Es geht hierbei nicht allein um das Essen, sondern darum, wie wir uns selbst behandeln – im Beispiel asketisch und rigoros. Wir unterwerfen uns einem inneren Diktator und stellen seine Vorgabe über unser Bedürfnis. Das bleibt nicht ohne Folgen. Jede Art von Härte gegen uns selbst werden wir als emotionale Esser früher oder später mit Essen bezahlen.

Niemand wird als emotionaler Esser geboren. Unser Körper sendet uns vom Beginn unseres Lebens an klare Signale zum Hunger und Sattsein. Erst wenn diese Signale durch die sich allmählich aufbauenden Emotionsfiguren überlagert und somit ganz oder teilweise außer Kraft gesetzt werden, beginnt der Problemschmerz.

Wir sind keine Maschinen, sondern empfindende Wesen mit einem Körper, der uns präzise darüber informiert, was wir benötigen und was nicht. Ernährungsregeln ändern sich von Jahr zu Jahr, aber die Fähigkeit, uns selbst wahrzunehmen, ist eine beständige Quelle unseres Seins. Niemand weiß besser als wir selbst, was für uns gut ist!

Haben wir das Empfinden für uns und das Vertrauen in unsere Wahrnehmungen verloren, liegt genau darin einer der Gründe für unser Essproblem.

Um beides wiederzuerlangen, müssen wir experimentieren können. So, wie ein Kind erst durch das Hinfallen den fließenden aufrechten Gang erlernen kann, brauchen auch wir die Möglichkeit, uns durch Ausprobieren neue Erfahrungen zu erschließen.

Als ich einmal Seminarteilnehmerinnen dazu anregte, sich vor dem Frühstück zu fragen, ob sie körperlichen Hunger haben, und falls sie keinen verspüren, nichts zu essen, berichtete eine Frau in der Gruppe, dass sie morgens nie hungrig sei. Da aber ihre Ernährungsberaterin zu einem Frühstück dringend rate, zwinge sie sich seit Jahren immer wieder dazu. Ist es nicht sonderbar, dass wir einer Ernährungsexpertin mehr vertrauen als dem eigenen Körper?

Wenn wir, wie die erwähnte Frau, morgens keinen Hunger haben und uns zum Frühstück quälen, nur weil die Ernährungsberaterin sagt, es sei gut für uns, sind wir weit davon entfernt, liebevoll für uns zu sorgen. Nur wir können Experten für uns selbst sein. Niemand sonst.

Die einzige Ausnahme, die eine Einschränkung in der Lebensmittelauswahl erforderlich machen kann, ist beispielsweise, wenn bestimmte Nahrungsmittel unsere Gesundheit gefährden. Dazu mehr im Kapitel „Das Wissen über Ernährung reicht nicht aus“.

Hinzu kommt, dass sich Ernährungsformen immer wieder ändern. So haben viele Menschen jahrzehntelang Butter wegen des hohen Cholesteringehalts von ihrem Speiseplan verbannt. Heute weiß man, dass dies ein Irrtum war. Genauso verhielt es sich mit der Ernährungsregel, dass das Essen am Abend eine Gewichtszunahme begünstige. Dies ist mittlerweile ebenfalls widerlegt. Eine lange Zeit wurde gepredigt, dass wir viele Kohlenhydrate essen und Fett unbedingt meiden sollten – die sogenannte Low-Fat-Bewegung entstand. Danach kam aus Amerika die dringende Empfehlung zur kohlenhydratarmen Kost (Low-Carb). Die vorher mit aufwendigen Werbekampagnen angepriesene fettfreie Ernährung wurde auf einmal heftig kritisiert, weil die Low-Fat-Ernährung unter den Verdacht geraten war, für Übergewicht und Diabetes verantwortlich zu sein.

Der deutsche Lebensmittelchemiker Udo Pollmer, Autor mehrerer Fachbücher zum Thema Ernährung, brachte in einem *Spiegel*-Interview auf den Punkt, worum es in diesem unsteten Auf und Ab der Lehrmeinungen eigentlich geht: „Was sollen pauschale Empfehlungen? Jeder ist anders, jeder hat einen anderen Stoffwechsel. Es kommt doch auch kein Schuster auf die Idee, eine ‚gesunde Schuhgröße' für alle zu proklamieren. Aber bei der Ernährung, die in hohem Maße von individuellen Bedürfnissen bestimmt ist, schaffen wir Normen für die Welt."

Gern möchte ich wiederholen: Menschen mit einem emotionalen Essproblem brauchen einen stärkeren Kontakt zu sich selbst, gepaart mit einer hundertprozentigen Selbstbestimmung bei ihrer Lebensmittelauswahl.

In einem Vortrag hörte ich die Leiterin sagen, dass ein Schokomuffin müde mache. Ich kann dies nicht bestätigen. Wenn ich ein Schokomuffin gegessen habe, fühle ich mich nicht müde. Käme ich allerdings auf die Idee, fünf zu essen, sähe die Sache vermutlich anders aus. Bestimmte Früchte und Gemüse geben mir Energie. Das kann ich fühlen. Aber es gibt Tage, da spüre ich, dass mein Körper nach anderen Lebensmitteln verlangt.

Nicht wir müssen uns unserer Ernährung anpassen, sondern unsere Ernährung muss sich uns anpassen.

Selbsterkundung setzt Selbstbestimmtheit voraus. Wenn uns ein Drang nach Süßigkeiten überkommt und jemand sagt uns, dass wir sie lieber nicht essen sollten, geschieht es häufig, dass ein verlassenes inneres Kind gegen die Ermahnung aufbegehrt. Diese Rebellion kann *auch* damit zu tun haben, dass wir uns nicht von jemand anderem vorschreiben lassen wollen, was gut für uns ist und was nicht. Auch wenn dies mit biografischen Erfahrungen zu tun hat, so finde ich es doch verständlich und gesund, dass wir uns dagegen auflehnen, eine andere Meinung einfach so zu übernehmen.

Meine Klientin Tanja, von der schon im Kapitel „Warum dieses Buch kein Übungsbuch ist“ die Rede war, hatte einen stark ausgeprägten Drang nach fettigem Essen. In ihrer Vergangenheit hatte sie auf Vorschläge und Ermahnungen, ihre Ernährung auf fettfreie Kost umzustellen, mit energischem Widerstand reagiert.

In Therapiestunden konnten wir die Kopplung ihrer Vorliebe für fetthaltige Nahrungsmittel mit den dazugehörigen Emotionsfiguren längere Zeit bearbeiten. So war es ihr schließlich möglich, sich ohne diktatorische Verbote selbstbestimmt die vielleicht simpel erscheinende, für sie jedoch revolutionäre Frage zu stellen: „Was geschieht eigentlich, wenn ich mal kein fettiges Essen zu mir nehme?“

Ihr Verstand hätte diese Frage bereits am Anfang formulieren können, aber innerlich waren der Suchtdruck und der Widerstand gegen ein weiteres „Du musst ...!“ viel zu stark. Sie wäre nur erneut einem Diktator gefolgt, gegen den sie wieder hätte rebellieren müssen, indem sie sich als verlassenes inneres Kind trotzig widersetzt und dann erst recht zu fettlastiger Nahrung gegriffen hätte. Als sie sich ohne Verbote innerlich so weit erforscht hatte, dass sie sich von ihren Emotionsfiguren freimachen und vergewissern konnte, dass es nicht um eine diktatorische Reglementierung, sondern um ein liebevolles Interesse an ihr selbst ging, konnte sie sich diese Frage selbstbestimmt stellen.

Sie beschreibt diese Entwicklung selber so treffend, dass ich keine erläuternden Worte hinzuzufügen brauche:

„Gesundes Essen wurde bei meinen Eltern immer ganz groß geschrieben. Es gab Salat und Gemüse in großen Mengen. Mein Bruder und meine Eltern waren immer dünn, und ich wurde beim Essen schon früh stark kontrolliert. Mit elf Jahren wurde mir gesagt, ich müsse mit dem Essen unbedingt aufpassen, denn ich hätte Übergewicht. Wenn ich mir etwas zu trinken holte, kam mit Sicherheit jemand aus meiner Familie und rief: „Was machst du in der Küche?“ oder „Bist du schon wieder beim Essen?“ Süßigkeiten wurden von meinen Eltern vor mir versteckt. Es gab Kontrolle an allen Ecken und immer wieder Ermahnungen: „Iss dies und nicht das!“, „Warum musst du nur schon wieder essen?“, „Warum kannst du nicht wie jeder normale Mensch essen?“, „Wenn du nicht aufpasst, siehst du bald aus wie ...!“

Meine Mutter kontrollierte mein Essen wie in einem Gefängnis. Nichts, was ich aß, durfte ihr entgehen. Alles, was in meinem Mund kam, musste sie absegnen. Das war zumindest das, was sie anstrebte. Mein zunehmendes Gewicht sprach jedoch eine andere Sprache.

Wenn meine Mutter nachmittags arbeiten ging und mein Vater und ich für sie gemeinsam Dinge erledigten, fuhren wir häufig in die umliegenden Imbissbuden und aßen gemeinsam, heimlich vor meiner Mutter. Es war unser Geheimnis. Rückblickend war dieses vor meiner Mutter versteckte Essen mit meinem Vater die einzige innige tiefe Verbindung, die er und ich hatten.

Ich kann die Leckereien noch heute riechen und weiß noch genau, wo jede einzelne Imbissbude stand und welche „Spezialitäten" es dort gab. An einer Imbissbude gab es ganz besondere Pommes in einer Spitztüte, in der anderen gab es griechische Frikadellen und bei der dritten war die Bratwurst ganz außergewöhnlich. Noch Jahrzehnte später steigen mir die Gerüche in die Nase.

Das Schlimmste an dem heimlichen Essen war, dass ich von meinem Vater dazu angehalten wurde, später beim Abendbrot unbedingt „normal" zu essen, damit meine Mutter nichts merkte. Es war sehr hart für mich und traf mich sehr, dass mein Vater sich ansonsten vor meiner Mutter mit ihr solidarisierte und mich beide beim Essen gemeinsam kontrollierten. Ich fühlte mich von ihm verraten, aber dennoch wollte ich unsere gemeinsamen Imbisstreffen nicht missen. Wenn wir gemeinsam aßen, war irgendwie alles gut.

Als ich erwachsen wurde, wuchs meine Esssucht mit meinem Körper mit und wurde immer größer. Wie ein Magnet zog mich das Fett in den Bann. Ich aß Chips, Süßigkeiten und es gab nur noch Kurzgebratenes, Pizza, Sahnesoßen und Berge an Butter – alles in doppelter und dreifacher Ausfertigung. Ich kaufte nur sehr gute Nahrungsmittel, denn ich wollte mir nur das Beste geben – wenn schon fettig, dann wenigstens auf höchstem Niveau. Der Preis war neben der Gewichtszunahme, dass ich mich wegen der teuren Einkäufe mehr und mehr zu verschulden begann.

Fettiges Essen wurde meine Droge. Es war aber auch mein Freund, mein Ausgleich, mein Seelenheil. Wenn es ganz schlimm wurde, trank ich süße Sahne, aß rohe Butter und löffelte Crème fraîche mit Zucker.

Als ich die Therapie begann, veränderte sich mein Essverhalten von Grund auf. Durch das Nicht-Verbieten, sondern liebevolle Erforschen, konnte ich die Kopplung von Essen und Emotionen bei mir immer mehr wahrnehmen. Meine Essanfälle reduzierten sich drastisch, und ich nahm viel ab. Aber lange Zeit konnte ich dennoch nicht von fettigem Essen lassen. Daran durfte im Kern niemand rühren.

In der Therapie lernte ich diesen Anteil in mir kennen, der unbedingt fettiges Essen wollte und immer noch brauchte. Der Bezug zu meiner Vergangenheit wurde für mich spürbar deutlicher. Vom Kopf her war mir schon einiges vorher klar aber jetzt konnte ich es fühlen. Ich entdeckte ein verlassenes inneres Kind, das ich bis dahin noch nie bemerkt hatte. Diese Kleine in mir brauchte Essen so dringend wie ein Junkie seinen Stoff. Sie hatte sehr viel Angst und nutzte das Essen, um irgendwie zur Ruhe zu kommen

Nachdem der Kontakt zu ihr hergestellt war, kam plötzlich irgendwann in mir der Wunsch auf, weitergehen zu wollen. Ich wollte es wagen, mal ohne fettiges Essen zu sein und zu sehen, was dann geschieht.

Nun bin ich schon eine Weile ohne dieses spezielle Essen. Ich verbiete es mir nicht, sondern bin weiterhin auf meinem Selbsterforschungsweg. Ich weiß, dass ich noch eine starke Esssucht habe, aber ich weiß auch, dass sie immer weniger werden wird. So, wie ich die ersten fünfzig Kilo verloren habe, werde ich auch die nächsten selbstbestimmt und in Mitgefühl und Vertrauen mit mir selbst verlieren. Ich weiß, dass meine Sucht nur dadurch langsam aus meinem Leben gehen kann, indem ich diesem kleinen Mädchen in mir etwas gebe, das so viel stärker und nährender ist als Fett: Liebe."

Der große Unterschied zwischen einer Gewichtsreduktion nach einem reglementierenden Plan und dem Selbsterkundungsprozess, von dem ich spreche, liegt darin, dass es beim ersten Weg um Kontrolle und beim zweiten um Erforschen geht. Auf einer Forschungsreise wissen wir nicht, was uns erwartet. Wir gehen mit dem, was in uns auftaucht. Wir versuchen nicht, unser Inneres in eine Richtung zu manipulieren und der Illusion zu folgen, wir könnten alles im Griff haben. Tanja kam auf ihrem Weg in Kontakt mit einem verlassenen inneren Kind, das sie vorher nicht gekannt hatte. Es war hinter dem Widerstand, das fettige Essen aufzugeben, versteckt.

Wenn wir auf eine innere Erkundungsreise gehen, müssen wir bereit sein, uns auf neues Land einzulassen. Wir wissen nicht, was wir entdecken werden. Unser Antrieb ist eine natürliche und nährende Form der Neugierde, die nicht vom Kopf her kontrolliert, sondern von unserem Innersten getragen wird - wie bei Tanjas Frage: „Was geschieht eigentlich, wenn ich mal kein fettiges Essen zu mir nehme?"

27

Zwei wichtige Fragen

„Nur wer weiß, was er tut,
kann tun, was er will.“
Moshé Feldenkrais

Viele Ansätze versprechen eine Kombination aus Ernährungsregeln und dem Erforschen des emotionalen Essdrucks. Das ist aus meiner Sicht ein Angebot, das sich nicht einlösen lässt, denn das eine schließt das andere aus. Solange Ernährungsregeln nur in ein hübsches Kleid gesteckt werden, um sie attraktiver aussehen zu lassen, bleibt der an unser Unterbewusstsein gerichtete Befehl „Du kannst dir nicht vertrauen, du benötigst diesen Plan!“ weiterhin bestehen, und der beschriebene Kreislauf setzt sich fort. Die Klientin ist nicht selbstbestimmt, sondern gibt die Verantwortung für sich selbst an einen äußeren Plan ab.

Unser Essproblem ist vor vielen Jahren entstanden, weil niemand da war, der uns hätte geben können, was wir seelisch so dringend brauchten. In unserer Kindheit half uns das Essen, mit schwer erträglichen Gefühlen zurechtzukommen. Das war damals richtig, denn es gab keine Alternative. Und für viele begann bereits als Kind oder Jugendlicher der Teufelskreis, sich *nach* dem emotionalen Essen dafür zu geißeln, aber ihm dennoch immer wieder verfallen zu müssen.

Lassen Sie es nicht zu, dass die Diktatur der Ernährungspläne Sie weiterhin regiert.

Sollte jemand Ihnen, liebe Leserin, jedoch einen Ernährungs- oder Sportplan vorschlagen, empfehle ich Ihnen, ihm zwei Fragen zu stellen.

Die erste Frage lautet: Hatte die Person, die Ihnen den Plan vorschlägt, in ihrem Leben jemals selbst ein emotionales Essproblem?

Diese Frage ist deshalb wichtig, weil viele Menschen einen emotionalen Essdruck nicht nachvollziehen können. Ich hatte Gelegenheit, einen bekannten Ernährungsberater kennenzulernen, der in den Medien vielfach Diättipps gibt, wie „Trinken Sie vor jeder Mahlzeit zwei große Gläser Wasser" oder „Lassen Sie die Haut beim Hähnchenessen lieber weg". Solche Ratschläge kennt fast jede emotionale Esserin. Da ich aus meiner Essenskampfzeit und aus unzähligen Erfahrungen meiner Klienten weiß, wie wenig hilfreich sie für eine dauerhafte Lösung des Essproblems sind, fragte ich ihn, ob er selbst jemals ein emotionales Essproblem gehabt habe und ob er verstehen könne, wie ohnmächtig sich eine emotionale Esserin dem Essdruck gegenüber fühle. Er antwortete mir als natürlich Schlanker sehr ehrlich, dass es ihm unbegreiflich sei, wie jemand auch nur auf die Idee komme, zu Nahrungsmitteln zu greifen, ohne körperlichen Hunger zu spüren.

Ich kann mir gut vorstellen, wie absurd es natürlich schlanken Menschen vorkommen muss, wenn sie von Leuten hören, die essen, obwohl sie wissen, dass es ihnen nicht gut tun wird. Da liegt, solange man den Suchtaspekt unberücksichtigt lässt, die landläufige Ansicht nahe, es handle sich beim emotionalen Essen schlicht um eine Disziplinlosigkeit. Aber das ist es gerade nicht! Viele emotionale Esserinnen sind in anderen Bereichen ihres Lebens sehr diszipliniert – nur beim Essen entgleitet ihnen die Kontrolle.

Die zweite Frage, die Sie stellen könnten, lautet: Kennt diese Person einen Menschen mit einem emotionalen Essproblem, der durch einen Ernährungs- oder Sportplan tatsächlich frei davon geworden ist? Frei sein bedeutet, dass er kein Kontrolldenken und keine Suchtverlagerung hat und sein Essen wirklich genießen kann. Also keine Person, wie ich im Vorwort schrieb, die nach dem Gewichtsverlust beim Essen weiterhin Punkte oder Kalorien zählt und aufpasst, dass sie innerhalb ihrer Tabelle bleibt. Die Zucker meidet, sich bestimmte Nahrungsmittel verbietet, bei ihren Einkäufen auf den Fettgehalt der Lebensmittel achtet oder Fleisch mit Wasser brät, um Kalorien zu sparen. Die keine Süßigkeiten zuhause hat aus Angst, sie dann essen zu müssen oder sich beim Mittagessen schon überlegt, wie lange sie am Abend Sport machen muss, um die aufgenommenen Kalorien wieder loszuwerden... All das ist kein Freisein!

Eine Frau sprach mich während einer Veranstaltung auf eine Hypnoseform an, die sie für sich ausprobiert und die, wie sie im Nachhinein sagte, glücklicherweise bei ihr nicht funktioniert hatte. Bei dieser Hypnose sollte eine negative Kopplung von einem bestimmten Nahrungsmittel mit etwas Ekligem erreicht werden. Da diese Frau ein Problem mit Schokolade hatte, wollte die Hypnotiseurin bei ihr Schokolade mit Gülle verbinden. Immer, wenn diese Frau Lust auf Schokolade hätte, sollte ihr Jauchegestank in die Nase steigen, sodass sie vor Ekel nicht mehr imstande wäre, Schokolade zu essen. Wohlgemerkt: nie wieder! Ein Mensch muss sehr verzweifelt sein, um zu so einer Methode zu greifen.

Wenn Klienten am Anfang der Therapie sagen, dass sie sich nach der Lehre XY ernähren, stelle ich ihnen gern die Frage, ob sie sich auch dann so ernähren würden, wenn diese Ernährungsform keinen Einfluss auf ihr Gewicht hätte. Wenn die Antwort „Nein" lautet, ist die Ernährungsart, die sie gewählt haben, keine liebevolle gesundheitliche Hilfestellung, sondern eine getarnte Diät.

In den vielen Jahren meiner Arbeit auf diesem Gebiet habe ich nicht einen einzigen Menschen erlebt, bei dem die Einhaltung eines Plans zur Gewichtsreduktion *und* zu einem Freisein von emotionalem Essen geführt hat. Ich meine wirkliches Freisein und nicht das Kontrollsystem einer dünnen Dicken. Dass wir meinen, Ernährungspunktetabellen oder Sportprogramme zur Gewichtsreduktion zu benötigen, ist bereits Teil des Problems. Es zeigt an, dass wir die Verbindung zu uns selbst und damit auch zu unserem Körper verloren haben. Dieser innere Kontakt lässt sich durch einen äußeren Plan nicht wiederherstellen.

Das Wissen über Ernährung reicht nicht aus

Es kommt immer wieder vor, dass emotionale Esserinnen meine Seminare besuchen, die als Ernährungsberaterinnen arbeiten. Sie wissen sehr gut über das Thema Ernährung Bescheid, schaffen es aber nicht, ihre Kenntnisse für sich selbst dauerhaft zu nutzen. Ihr emotionaler Essdruck ist stärker als ihr ganzes Wissen. Nicht selten berichten sie in der Vorstellungsrunde, wie schwierig es für sie ist, ihren Lebensunterhalt mit Maßnahmen zu verdienen, von denen sie tagtäglich erfahren, dass sie weder bei ihnen selbst noch bei ihren Klienten zu einer nachhaltigen Lösung des Essproblems beitragen.

Ohnehin habe ich festgestellt, dass emotionale Esserinnen, auch wenn sie nicht in der Ernährungsberatung arbeiten, häufig Expertinnen in puncto Ernährung sind. Sie sind gut darüber informiert, welche Lebensmittel wie viele Kalorien enthalten und welche Nährstoffkombination in welchem Maße und auf welche Weise eine Gewichtsabnahme fördert. Aber was nutzt ihnen all ihr Wissen in den entscheidenden Momenten?

Emotionales Essen ist nicht die Folge mangelnden Wissens über Ernährung. Es ist ein Hilferuf der Seele.

Bei vielen Betroffenen überschlagen sich die Gedanken. Aufforderungen wie „Nimm den Halbfettjoghurt!", „Trink lieber die Diätlimonade oder noch besser Wasser!", „Kauf dir nicht die Nougatschokolade, sondern lieber die dunkle!" sind ihnen sehr vertraut. Manche folgen diesen Diktaten ihr Leben lang, manche nur vorübergehend. Andere rebellieren dagegen: „Ich lass mir doch nichts vorschreiben. Ich gönne und nehme mir, was ich will."

Sie meinen, frei zu sein, aber auch eine Rebellion ist keine wirkliche Freiheit. Solange wir gegen etwas anrennen, sind wir in der Rolle des verlassenen inneren Kindes gefangen und somit noch Teil des Diktatorsystems von „Du solltest ...", „Du darfst nicht ..." oder „Du musst ...". Unser trotziges Kontra bedeutet, dass wir noch immer in einer Beziehung zur abgelehnten Position stehen.

Die im Kapitel „Ernährungspläne sind ein Teil des Problems" erwähnte Ausnahme bei der freien Wahl der Lebensmittel sind die Nahrungsmittelunverträglichkeit und bilden jene Fälle, in denen bestimmte Inhaltsstoffe zu gesundheitlichen Problemen führen können, etwa zu Diabetes. Dann wäre es natürlich fahrlässig, ihnen diese freie Wahl unbesorgt zu empfehlen. Genauso wenig hilfreich wäre es jedoch, sie einfach nur zu verbieten. Ich spreche immer wieder mit Betroffenen, die sich in gesundheitlich schwierige Situationen bringen, da sie nicht von bestimmten

Lebensmitteln lassen können. Sie verstehen nicht, weshalb sie nach etwas verlangen, was ihrem Körper schadet und verzweifeln daran.

Wenn Sie, liebe Leserin, zu dieser Personengruppe gehören, möchte ich Ihnen gern sagen: Solange Emotionsfiguren in Ihnen mit dem Essen problematischer Nahrungsmittel etwas für Sie emotional Essenzielles verbinden, ist es sehr verständlich, dass Sie noch nicht von dem Wunsch ablassen können, sie zu sich zu nehmen. Erst wenn diese Kopplung erforscht und bearbeitet wird, kann sich das Verlangen auflösen.

Diese Kopplung sieht von Mensch zu Mensch verschieden aus. Meine Klientin Claudia beispielsweise erzählte zu Beginn ihrer Therapie, sie habe immer wieder ein großes Verlangen nach heißer Schokolade mit Sahne. Da sie jedoch eine Laktoseintoleranz hatte, ging es ihr nach dem Verzehr körperlich nicht gut.

Obwohl die heiße Schokolade zuverlässig jedes Mal bei ihr Magen-Darm-Beschwerden auslöste, konnte sie auf Dauer nicht von ihr lassen. Eine Ernährungsberaterin hatte ihr deshalb empfohlen, ihren Kakao mit Wasser statt mit Milch zu trinken und Sojaschaum statt Sahne zu nehmen.

Als ich sie fragte, ob ihr das denn schmecke, sagte sie: „Nein, es ist nicht dasselbe, aber es ist immerhin ein Kompromiss.“ Die Kakao-Wasser-Lösung half ihr, einen Umgang mit ihrem Problem zu finden, sie half ihr aber nicht, ihr inneres Verlangen nach Kakao aufzulösen.

In unserer gemeinsamen Arbeit wurde langsam deutlich, was sie mit der milchigen heißen Schokolade verband: etwas Mütterliches. Die warme Milch gab ihr, wie sie es ausdrückte, das Gefühl, umsorgt zu sein.

Diese Erkenntnis war für Claudia ein wichtiger erster Schritt, aber sie ermöglichte ihr natürlich noch nicht, sich von ihrem Drang freizumachen. Solange die heiße Schokolade so stark an das Gefühl gekoppelt war, umsorgt zu sein, konnte sie verständlicherweise nicht von ihr lassen.

Was in ihr hinderte sie daran, sich auch ohne die heiße Schokolade liebevoll um sich zu kümmern?

Dieser Frage folgend, kamen wir in Kontakt mit ihrer Biografie. Claudia musste als Kind auf eigenen Beinen stehen. Ihr zwei Jahre älterer Bruder war lebensbedrohlich erkrankt und ihre alleinerziehende Mutter mit der Situation vollkommen überfordert. So übernahm Claudia von klein auf viele Pflichten im Haushalt und versuchte ihrer Mutter auch emotional beizustehen. Sie musste sehr früh erwachsen werden. In ihrem Bestreben, die Bedürfnisse der anderen zu stillen, wurde sie selbst emotional nie satt.

Ihr Bruder wurde durch seine Krankheit zum Mittelpunkt der Familie und Claudia übernahm die Rolle der Starken, der Vernünftigen, auf die man sich stützen konnte. Sie entwickelte in dieser Zeit mächtige Diktatoren, die ihr deutlich machten, dass sie belastbar sein und sich zurücknehmen müsse, weil sonst alles zusammenbreche. Im Normen- und Wertesystem ihres Diktators nahm das Ideal „Für alle da sein und für alle verantwortlich sein müssen" einen sehr hohen Rang – das Ideal „schwach, bedürftig, Kind sein dürfen" aber einen sehr niedrigen Rang ein. Claudias Diktator trieb sie an, ihr Inneres zu verstecken und nur für die anderen zu sorgen.

Sie wurde für ihren Einsatz gelobt und als eine verantwortungsvolle, belastungsfähige kleine Persönlichkeit definiert. Sie übernahm die Definition für sich, indem sie innere Diktatoren aufbaute, die mit diesem äußeren Bild von ihr übereinstimmten. Da es jedoch keinen Raum für ihre Bedürftigkeit, also für ihr verlassenes inneres Kind, gab, wertete sie jede Schwäche ab. Sie weinte niemals in Gegenwart anderer, und wenn die Tränen doch einmal liefen, war sie bemüht, sie sich möglichst schnell und unauffällig aus dem Gesicht zu wischen.

Wenn Claudia auf ihren kranken Bruder wütend war, weil ihm die ganze Fürsorglichkeit der Mutter zuteil wurde, wertete sie ein innerer Kritiker ab, indem er ihr vorhielt, es sei selbstsüchtig von ihr, dem armen Bruder gegenüber derart negative Gefühle zu entwickeln. Ihr verlassenes inneres Kind fühlte sich einsam, überfordert und in großer Not. Irgendwann entdeckte Claudia heiße Schokolade für sich und bemerkte, dass sie innen wohlig wärmte und der cremige süße Geschmack ein angenehmes Gefühl in ihr erzeugte. Damit hatte sie etwas für sich entdeckt, das nur ihr gehörte und das sie haben konnte, wann immer sie wollte.

Wenn Claudia heiße Schokolade trank, kam sie innerlich zur Ruhe. Sie entspannte sich. In einer Sitzung sagte sie mir dann, der Kakao sei für sie ein bisschen so wie Mutterliebe: warm, weich und immer da.

Das Verlangen nach diesem Getränk war ein Ersatz für ihre drängende emotionale Bedürftigkeit, aber zugleich auch ein Wegweiser zu den unter diesem Drang liegenden Wünschen, die ihr lange nicht bewusst waren. Sie hatte sich immer nur für ihre „Disziplinlosigkeit“ verurteilt, etwas trinken zu wollen, was ihr nicht gut tat. Ihr innerer Kritiker kanzelte sie noch als erwachsene Frau dafür ab, wie dumm sie sei, sich durch den Kakaokonsum immer wieder solchen Magenschmerzen auszusetzen.

Erst das Bearbeiten dieser Entdeckung innerhalb der Therapie führte dazu, dass sich die Gier langsam zurückzog. Durch das Arbeiten auf verschiedenen tieferen Ebenen konnte sie die Kopplung von Kakao und mütterlicher Fürsorge auflösen.

Der Weg brauchte seine Zeit. Claudia musste ihr verlassenes inneres Kind kennenlernen und viele Emotionen befreien. Dies gelang nur, indem sie die eigene Mütterlichkeit entdeckte. Auf diese Weise konnte sie sich geben, was ihr verlassenes Kind dringend benötigte. Solange Claudia jedoch mit den Emotionsfiguren identifiziert war, konnte sie keine Fürsorglichkeit in sich wachsen lassen. Sie war Spielball ihres verlassenen und des konditionierten Kindes.

Auf dem Verhaltensparkett konnte Claudia zwar einen rationalen Umgang mit ihrem Problem entwickeln – wie die Kakao-Wasser-Lösung –, doch ein Freisein gab es auf diesem Parkett nicht. Dafür bedurfte es der Einbeziehung ihrer Emotionsfiguren.

Wir brauchen Ohren, die hören können und auch hören wollen, was uns unsere Seele durch den Essdruck zu sagen versucht: Ohren, die liebevoll und freundlich lauschen und nicht mit alten Urteilen und Wertungen das Neue abwehren.

29

Die Fähigkeiten des konditionierten und des verlassenen inneren Kindes

Wenn Sie, liebe Leserin, blond wären und jemand würde Ihnen sagen: „Ich finde deine grünen Haare scheußlich! Wie kann man nur so grüne Haare haben!“, würden Sie vielleicht einen Moment lang verdutzt schauen. Aber dann würden Sie diesen Jemand zumindest für farbenblind halten und es dabei bewenden lassen. Nicht Sie wären, er wäre das „Problem“. Sein offensichtlicher Unsinn hätte keine Macht über Sie.

Die Glaubenssätze des konditionierten Kindes sind erst einmal nichts als Gedanken. Sie haben nur Einfluss auf uns, weil ihnen unser verlassenes inneres Kind glaubt.

Diese Macht kann so weit gehen, dass Menschen nicht mehr leben wollen, weil sie auf dem harten Fundament des Glaubens, dass nur diese Lebensregeln wahr sind, den emotionalen Schmerz nicht länger ertragen können. Wenn wir mit dem verlassenen inneren Kind identifiziert sind, kann sich unser Leben furchtbar anfühlen und es liegt mir fern zu behaupten, es sei ein leichtes Spiel, die Gedankenwelt der Emotionsfiguren auszuhebeln. Das wäre respektlos gegenüber der schmerzhaften Situation, in der sich manche Leserin vielleicht mit ihrem Essproblem oder ihrem Leben befindet. Menschen wählen ihr Leid nicht aus, weil sie gern leiden, sondern weil sie nicht wissen, wie sie die Leidensschleife durchtrennen können.

Manchmal höre ich Leute – hin und wieder sogar Kollegen – sagen, dass eine Person, die immer wieder in dasselbe alte biografische Muster verfällt, noch nicht genug gelitten habe, um etwas verändern zu können. Wie arrogant ist es, zu glauben, man könne ermessen, wie viel Leid jemand „braucht"? Es gibt Menschen, die ihrem Leben ein Ende setzen, weil für sie das Leid größer ist, als sie zu ertragen fähig sind. Wie kann man da behaupten, jemand habe noch nicht genug erduldet, um seine „Lethargie" überwinden zu können.

Vor zwanzig Jahren war ich selbst über einen längeren Zeitraum suizidal. Meine inneren Kritiker trieben mich so heftig in die Enge, dass ich keine Luft bekam und mich immer wieder Gedanken verdunkelten, mir das Leben zu nehmen. Aufgrund meiner Biografie waren die Anteile meines verlassenen inneren Kindes in mir so dominant und die Identifikation mit ihnen so mächtig, dass ich mir gar nicht hätte vorstellen können, dass sie „nur" Glaubenssystemen entsprangen. Für mich repräsentierten meine Emotionsfiguren die Wahrheit. Nur das Essen half mir, „Ferien" von meinem bedrohlichen inneren Druck zu finden.

Erst als ich begann mich zu erforschen, konnte ich mich langsam, Schritt für Schritt, aus dem Konditionierungskorsett befreien. Heute fühlt sich diese Vergangenheit wie ein anderes Leben an und ich habe tiefes Mitgefühl für die junge Frau, die ich damals war.

Ich erinnere mich jedoch sehr gut daran, wie schlimm es sich für mich anfühlte, wenn andere Menschen versuchten, mich mit Imperativen wie „Mach doch dieses oder jenes!“, „Sieh es doch mal anders!“ aufzumuntern. Solche Ratschläge waren ganz sicher gut gemeint, aber sie ließen mich noch tiefer in meine Einsamkeit und Isolation sinken, denn ich dachte: „Ihr wisst gar nicht, wovon ich spreche. Ich sitze hier in der Hölle, und ihr sagt, ich solle einfach in den Himmel schauen!“ Ratschläge können auch Schläge sein!

Auch gut gemeinte Hinweise, dass das Leben doch schön sei, hatten bei mir nicht selten eine verschlimmernde Wirkung. Sie fütterten insofern meine Kritiker, als diese mir einredeten, dass anderen Menschen das Leben offensichtlich leichter falle und nur ich damit Probleme hätte. Das machte mir noch mehr Druck.

Ich fühle große Empathie für Menschen, die unter ihren Emotionsfiguren leiden. Essen ist für viele das einzige Mittel, das ihnen vorübergehend hilft, die Enge ihres biografischen Panzers nicht zu spüren.

Der Aufbau von Emotionsfiguren gehört zum menschlichen Leben. Keiner ist davon frei. Und da sie unserer Vergangenheit entspringen und Teil eines bestimmten Schutz- und Anpassungsprogramms sind, sind sie nicht schlecht und gemein, sondern einfach neuronale Schaltkreise, die sich aufgrund unserer Erfahrungen gebildet haben.

Damit wir uns unserem Umfeld anpassen konnten, mussten wir bestimmte Fähigkeiten entwickeln. So hat meine Klientin Sandra beispielsweise die Gabe, einen sehr genauen Blick auf Menschen zu richten. Sie musste in ihrer Kindheit lernen, Befindlichkeiten von Personen in ihrer unmittelbaren Umgebung rasch einzuschätzen. Das gelang ihr, indem sie mit ihrem Gespür nicht bei sich, sondern bei den Bedürfnissen der anderen war. Ihre Mutter war depressiv und betäubte sich immer wieder mit Alkohol. Dadurch konnte sie sich nicht genügend um Sandra und ihre zwei Geschwister kümmern.

Sandra lernte als ältestes Kind schon sehr früh, Verantwortung zu übernehmen und versuchte, ihrer Mutter so gut es ging zu helfen. Ihr Vater, der sehr viel arbeitete und dadurch selten zu Hause war, lobte Sandra oft dafür, wie gut sie alles managte.

Da Sandra nie wissen konnte, wann eine Situation „außer Kontrolle" geriet, musste sie ein feines Sensorium entwickeln, um in eskalierenden Momenten schnell rettend eingreifen zu können. Dieser feine Radar war gewissermaßen ihre erworbene „Mitgift".

Da dieses Talent jedoch an eine Emotionsfigur und damit an ein biografisches Überlebensprogramm gebunden war, konnte Sandra es nicht für die eigenen Bedürfnisse nutzen. Ihre

Aufmerksamkeit war auf Betreiben ihres Diktators, der sich in ihrer Kindheit entwickelt hatte, auf die anderen und nicht auf sie selbst konzentriert. Seine Glaubenssätze ordneten an, wie sie sich zu verhalten hatte, und da Sandra nichts anderes kannte, folgte sie diesen Regeln. Sie definierte sich über das, was die anderen von ihr erwarteten.

Sie war immer diejenige, auf die man sich verlassen konnte. Das klingt gut, hatte aber einen Haken: Die Bereitschaft, jederzeit unterstützend in Krisensituationen zu intervenieren, war keine *freie* Gabe ihrer Persönlichkeit, sondern das Ergebnis ihrer Konditionierung. Die Option, „Nein" zu sagen, hatte sie nicht. Denn dann wäre sie, wie sie es einmal ausdrückte, „ein egoistisches Schwein" gewesen. Selbst wenn sie für kleinste Momente von anderen gebraucht wurde, kam für Sandra stets nur ein „Ja" infrage.

So wiederholte sie auch als Erwachsene das in ihrer Kindheit entstandene Muster, die Verhaltensregeln ihrer Emotionsfiguren zu befolgen. Nun war es nicht mehr ihre Mutter, die ihre Sinne zu wenig auf Sandras Bedürfnisse lenkte. Jetzt war es Sandra selbst, die diese Rolle übernahm. Wenn sie den Konditionierungen des Diktators in ihr folgte, opferte sie ihr verlassenes inneres Kind mit seinen Bedürfnissen den Wünschen der anderen und bezahlte dies ersatzweise mit dem übermäßigen Konsum von Süßigkeiten.

Wenn sich niemand um das verlassene innere Kind in uns kümmert, kümmert sich das Essen.

Sandra war fürsorglich zu anderen, aber nicht zu sich selbst. Auf sich zu schauen, galt ihr als etwas Anrüchiges, als Zeichen von Selbstsucht. Es gab für sie nur Schwarz oder Weiß. Entweder sie war, ihrem inneren Diktator folgend, für andere da und somit ein guter Mensch oder sie hielt sich für eine Egoistin.

Sandra handelte nicht deshalb so, weil sie gern leiden wollte, sondern weil sie lange Zeit nicht wusste, wer sie jenseits des Normen- und Wertesystems ihres Diktators war. Wenn sie nicht mehr die Hilfsbereite hätte sein müssen, die ihre Bedürfnisse zugunsten anderer Menschen zurückstellte, was machte sie dann aus?

Als sie begann, sich langsam von den einschränkenden Glaubenssätzen zu befreien, verlor sie ihr Radargespür nicht. Was sich jedoch änderte war, dass sie nun *die Wahl hatte*, ob und wann sie ihre Fähigkeit einsetzte. Diese Fähigkeit war nicht mehr eingesperrt in ein biografisches Überlebensprogramm. Sie stand ihr nun als ein freies Geschenk ohne Bedingungen zur Verfügung.

In vielen unserer Emotionsfiguren schlummern wunderbare Fertigkeiten. Sie bleiben uns auch dann erhalten, wenn wir uns Schritt für Schritt aus unserer Biografie befreien. Eine Kompetenz, die wir einmal entwickelt haben – ganz gleich, unter welchen Einschränkungen – geht uns nicht verloren.

Das Entscheidende ist, unter welcher Flagge wir das Schiff unserer Fähigkeiten fahren lassen. Ist es die Flagge des konditionierten oder des verlassenen inneren Kindes, werden wir unser Können nicht zur Entfaltung unserer Persönlichkeit einsetzen können. Denn das Normen- und Wertesystem des Diktators zwingt uns zur Anpassung an das Außen. Anpassung bedeutet jedoch, keine freie Entscheidungsmöglichkeit zu haben. Es gibt dann nicht die Wahl zwischen einem „Ja" und einem „Nein", es gibt nur ein „Du musst!"

Ich kenne Ihre Lebenssituation nicht, lieber Leser, und ich möchte nicht anmaßend erscheinen. Mir ist sehr bewusst, dass sich manche vielleicht gerade in einer Lage befinden, die sich nicht „einfach so" durch ein paar Kurskorrekturen verändern lässt. Aber wenn wir es uns nicht erlauben, sie grundsätzlich zu hinterfragen, sondern unseren Emotionsfiguren folgen, die immer wieder behaupten, dass unser Leben unabänderlich sei, schöpfen wir unser inneres Gold nicht aus. Wir bleiben unfreie Kinder in einem erwachsenen Körper. Der Preis, den wir dafür zahlen, ist hoch. Wir bezahlen ihn mit Süchten wie dem emotionalen Essen.

Ich habe gleich zu Beginn dieses Buches betont: *Es geht nicht ums Essen, es geht um unser Leben.* Das Essen ist nur der Zeigefinger auf das durch unsere einschränkenden Glaubenssätze geschnürte Korsett. In manchen unserer Emotionsfiguren schlummern wertvolle Fähigkeiten, die uns helfen können, uns emotional und seelisch zu versorgen. Dafür müssen wir sie aber einer anderen Flagge unterstellen!

Wenn unser verlassenes inneres Kind die Speisekarte auswählt

Es spielt eine wichtige Rolle, herauszufinden, welcher Persönlichkeitsanteil in uns das Essen auswählt. Ein verlassenes inneres Kind könnte beispielsweise immer nur fettiges oder süßes Essen wollen, da es damit etwas Emotionales verbindet.

Aber nur, weil unser innerer Gesundheitsdiktator oder ein Arzt oder Ernährungsberater uns sagen, dass wir besser den Salat statt der Currywurst essen sollten, wird sich, was unser verlassenes inneres Kind mit diesen Angeboten verbindet, nicht auflösen. Es wird immer wieder rebellieren und unseren gut gemeinten Wunsch sabotieren, weil ihm aus seiner Sicht etwas emotional elementar Wichtiges genommen wird.

Wenn das Essen für ein verlassenes Kind in uns bisher die einzige Form von Liebe ist, die es kennt, ist das Verbot von bestimmten Nahrungsmitteln für dieses Ich in uns nahezu existenziell bedrohlich.

Manche Menschen treffen auf ihrem Essensheilungsweg zum ersten Male ein verlassenes inneres Kind, das sagt: „Nimm mir das Essen nicht weg, sonst habe ich nichts mehr!“ Viele sind überrascht, mit welcher Vehemenz sich dieser Persönlichkeitsanteil in ihnen meldet. Dachten die Betroffenen lange, sie wollten abnehmen und verstanden nicht, weshalb sie immer wieder zum Essen griffen, offenbart sich ihnen nun ein „Etwas“, das auf gar keinen Fall davon lassen möchte und lassen kann.

Für diesen verlassenen inneren Kindanteil in uns geht es beim Essen um etwas Essenzielles. Er verbindet mit dem Essen so vieles mehr als Nahrung für den Magen. Eine Klientin sprach einmal den sehr mächtigen Satz dazu aus: „Essen ist das Wichtigste in meinem Leben!“ Sie war noch sehr mit dem verlassenen inneren Kind in sich identifiziert und nutzte das Essen für sehr viele Lebenssituationen: für Freude, für Trost in ihrer Einsamkeit, für die Zügelung ihrer Wut, für die Betäubung ihrer Angst und für die Belebung der grauen Sinnlichkeit in ihrem Leben. Wie sollten Ernährungspläne den verlassenen inneren Kindern dieser Frau helfen können?

Stellen Sie sich vor, Sie hätten eine Tochter, die davon überzeugt ist, dass nur Schokolade ihr Liebe geben könne. Sie als Eltern wüssten, dass das Naschen von Schokolade nicht mit dem Erlebnis von Liebe vergleichbar ist. Sie wüssten, dass eine Umarmung, ein sanftes Wort oder eine innige Begegnung unsere Herzen auf eine Weise öffnen kann, wie ein süßer Geschmack im Mund es niemals vermag. Was würden Sie dann tun? Vermutlich würden Sie versuchen, Ihrem Kind nicht nur mit sanften Worten, sondern auch durch ein Erlebnis nahe zu bringen, was der Unterschied zwischen Liebe und Pralinen ist. Durch Erklärungen allein jedoch wird ihr Kind den Unterschied nicht spüren können.

Ihm die Süßigkeit zu verbieten, hätte nur zur Folge, dass Ihr Kind diese heimlich verzehrt. Ihrer Tochter das Naschen jedoch einfach zu erlauben, ermöglichte ihr keine neue Erfahrung, sie bliebe in ihrer alten Erlebniswelt. Hilfreich wäre eine Hinwendung, ein Dialog, ein Eintauchen in die Welt ihres Kindes. Und genauso verhält es sich mit *Ihrem* verlassenen inneren Kind. Hier wartet ein Anteil in Ihnen auf Kontakt!

Mitgefühl für uns selbst

Ich galt in der Schule als besonders empathisches Mädchen. Mitschüler erzählten mir ihre Sorgen, und ich versuchte, so gut ich konnte zu helfen. Ich setzte mich für am Rand stehende Schüler ein. Wenn einer weinte, rannte ich sofort zu ihm, um zu trösten. Sobald jemand auch nur einer Fliege Leid zufügte, spürte ich tiefen Schmerz und wollte das Tierchen unbedingt retten. Es hieß, ich hätte ein besonders großes Herz für andere Lebewesen. Heute weiß ich, dass das nicht stimmte.

Mein starkes Empfinden für andere war nur das Gewand meiner Ohnmacht, die eigenen Verletzungen wahrnehmen zu können. Die Quelle meiner Hilfsbereitschaft war nicht Mitgefühl, sondern *Mitleid.* Ich litt mit Menschen und Tieren, die Schmerz empfanden. Denn in jedem Opfer sah ich unbewusst mich.

Da ich nicht in der Lage war, mir selbst zu helfen, versuchte ich den anderen zu helfen. Ich wollte sie retten, ihnen Leid ersparen, weil ich genau wusste, wie einsam, verlassen und isoliert man sich fühlen konnte, wenn niemand kam und einem beistand. Für mich selbst aber war mein Herz verschlossen. Wenn ich die verlassenen inneren Kinder der anderen sah, sah ich unbewusst mich und projizierte die Hilfe, die ich mir selbst nicht geben konnte, ohne es zu wissen auf sie.

Der versperrte Ausweg dabei war: Ganz gleich, wie sehr ich mich für andere einsetzte, meine verlassenen inneren Kinder blieben durch die Dominanz meiner konditionierten Kinder in verdrängter innerer Isolationshaft. Deshalb kam ich aus dem Retten müssen der anderen Menschen nicht heraus.

Erst als ich begann, mir mein Opfersein einzugestehen, erlebte ich den himmelweiten Unterschied zwischen Mitgefühl empfinden und Mitleid haben – zwischen Retten müssen und mit dem Herzen helfen. Mitgefühl entspringt nicht einem Zwang. Es lässt Raum und gibt uns eine Wahl. Es fordert nicht, dass wir uns für den anderen opfern. Wir können nicht authentisch zu anderen weich und liebevoll sein, während wir uns im Aushaltemodus von „Du musst!“ selbst übergehen. Wenn wir dies tun, bezahlen wir es als emotionale Esserinnen früher oder später mit einem rundlichen Körper.

Authentische Empathie können wir für andere nur empfinden, wenn wir sie auch für uns selbst haben. Auch bei einem Therapeuten kann sich die Empathie für das verlassene innere Kind seines Klienten nur in dem Maße zeigen, indem der Therapeut den eigenen verletzten Persönlichkeitsanteilen Freiheit geben und aus der Härte seines konditionierten Kindes aussteigen konnte. Ist dies nicht ausreichend geschehen, wird er die Abwehr gegen eigene biografische Verletzungen auf den Klienten übertragen.

Auf einem Seminar erzählte eine Frau von einem einschneidenden Erlebnis mit ihrer Therapeutin. Die Teilnehmerin hatte in ihrer Kindheit einen Missbrauch erlitten und seitdem Hemmungen, Emotionen zuzulassen. Als sie in einer Therapiesitzung ihre große Wut endlich befreiend aussprechen konnte, sagte ihre Therapeutin den verheerenden Satz zu ihr: „Was Sie hier an Gefühlen zum Besten geben, entspricht nicht mehr dem Normalen!“

Die Klientin war schockiert. Es gelang ihr nur mit viel Mühe und im vertrauten Gespräch mit Freunden zu erkennen, dass nicht die Artikulation ihrer Wut das Problem war, sondern, dass vielmehr ihre Therapeutin eine offensichtlich große Blockade gegenüber eigenen unverarbeiteten Aggressionen hatte.

Es gibt wundervolle Therapeuten. Aber da wir als Therapeuten Menschen sind, können wir einen Klienten nur so weit bei seinen Emotionsfiguren begleiten, wie wir uns auch eigener gewahr sind. Ist unser konditioniertes Kind zu stark und wehren wir dadurch das verlassene innere Kind in uns ab, können wir den verletzen Seiten unserer Patienten nicht ausreichend Raum geben. Wir werden dann unbewusst, ohne es zu wollen, dafür sorgen, dass diese Persönlichkeitsanteile emotional nicht in der Form unterstützt werden, wie sie es eigentlich bräuchten. Wie die bekannte schweizerische Psychoanalytikerin Alice Miller in ihren Büchern immer wieder vortrug, ist es auch für uns Therapeuten so elementar, unsere Vergangenheit nicht nur kognitiv, sondern vor allem emotional aufzuarbeiten. Sonst ist unser

Herz nicht wirklich für andere offen.

Manche Menschen, die in helfenden Berufen sind, spüren auf manchmal tragische Weise, dass sie projizieren. Sie übertragen ihre verlassenen inneren Kinder häufig lange Zeit auf ihre Patienten oder Klienten und vergessen sich selbst dabei, sodass sie körperlich und seelisch ausbrennen. Aber nicht nur Therapeuten, jeder von uns, der das beschriebene Muster in sich trägt, droht in diesem ungesunden Kreislauf des „ewigen Feuerlöschens bei anderen“ zu verglühen.

Teil 3

32

Das freie Ich

„Das, wonach Du dich sehnst,
sehnt sich auch nach Dir.“
Mevlânâ Rumi

Wir sind mehr als unsere Emotionsfiguren. Wir können nicht etwas wahrnehmen, wenn wir nicht mehr wären als das Wahrgenommene. Wir sind auch mehr als unser Schmerz und unsere Süchte.

Wie ich im Kapitel „Das Zusammenspiel innerer Seiten“ geschildert habe, werden wir mit einer Signatur geboren, die einzigartig ist und die individuell nur wir – jeder Einzelne von uns – in sich trägt: unser Wesenskern. In der Kindheit bildet sich das Repertoire unserer einschränkenden Glaubenssätze, das in unserem späteren Leben nur dann erweitert wird, wenn uns etwas Traumatisches zustößt.

Wenn wir heranwachsen, entfernen wir uns durch unsere Erziehung schon sehr früh in einem emotional schmerzhaften Prozess von diesem tieferen Sein in uns. Wir definieren uns fortan unbewusst mehr und mehr über unsere Emotionsfiguren, bis wir schließlich glauben, wir seien sie und sie seien wir.

Auf einer Ebene stimmt dies auch, auf einer anderen hingegen nicht. Was stimmt, ist: Wir haben über unsere Konditionierungen ein Ich-Bewusstsein entwickelt und mit diesem sind wir in der Welt unterwegs.

Was *nicht* stimmt, ist, dass wir nur diese eine Identität haben. Unter unseren Emotionsfiguren, unter dem Normen- und Wertesystem unseres Anpassungs- und Schutzprogramms, gibt es noch immer unseren Wesenskern. Fast jeder Mensch kennt Momente, in denen wir Kontakt zu dieser tieferen Ebene in uns spüren: bei Geburt oder Tod eines Menschen, bei besonders innigen Begegnungen mit einem anderen Menschen oder mit uns selbst, in innerer Einkehr, mit einem Tier, das unser Leben begleitet. Allen diesen Erlebnissen ist gemeinsam, dass wir uns in bedingungslosem und sehr nahem Kontakt mit etwas fühlen, das unsere Ratio nicht greifen kann. In den intensivsten solcher Momente heben sich Raum und Zeit beinahe auf, da wir ganz vom Augenblick erfüllt sind. Wir fühlen, dass wir in etwas Größeres eintreten und erleben, dass wir mehr sind als unser konditioniertes Ich: wir spüren unser freies Ich.

In seiner Unabhängigkeit von jeglicher Konditionierung ist unser freies Ich spontan und unmittelbar im Jetzt. Es ist der Ursprung des nährenden Empfindens von „Ich bin“.

Indem wir uns unserer Biografie zuwenden, gelangen wir suchend zur offenen, pulsierenden und lebendigen Wahrnehmung des freien Ich. Das geschieht jedoch nicht, wenn wir mittels eines Programms einfach nur einschränkende Glaubenssätze gegen unterstützende auszutauschen versuchen. Denn dann bleiben wir im biografischen Schutzmuster des konditionierten Ich gefangen: „Du musst anders sein, als du bist!"

Ohne die sorgsame, auch körperlich empfundene Beachtung des verlassenen inneren Kindes können wir ergebnisorientiert vieles auszutauschen versuchen, es wird das Unbewusste des Anpassungsprogramms nicht tangieren, geschweige denn auflösen. Erst wenn wir nicht mehr versuchen, jemand anderes zu sein, sondern stattdessen wahrnehmen, was wirklich in uns vorgeht, laden wir die in unserem inneren Exil lebenden Persönlichkeitsanteile ein, aus ihrer Verbannung zurückzukehren. Nur wenn sie ihre Gruft verlassen, können wir ihre gestaute Emotionsspannung und damit die bisher blockierte Lebenskraft in ihnen lösend befreien.

Auch dazu ein Beispiel: Eine Klientin von mir litt unter starker Flugangst und hatte deshalb schon vor Jahren versucht, das Problem durch Hypnose in den Griff zu bekommen, denn sie musste aus beruflichen Gründen immer wieder Flugreisen unternehmen. Ihre Schwierigkeit lag dabei vor allem in ihrem Empfinden, den äußeren Umständen ausgeliefert zu sein. Im Flugzeug hatte sie keine Kontrolle über das, was geschah. Sie musste sich ganz in die Hände eines anderen Menschen begeben – des Piloten. Mittels der Hypnose verschwand ihre Flugangst. Was sich jedoch nicht auflöste, war die aus biografischen Verletzungen entstandene immerwährende Furcht ihres verlassenen inneren Kindes vor Kontrollverlust. Mit der Zeit entwickelte sie eine starke Angst vor Infektionen. Sie fühlte sich von Krankheitserregern umzingelt. Ihr verlassenes inneres Kind konnte sich nicht mehr durch die Flugangst äußern und „wählte" nun die Angst vor Ansteckung als Signal.

Ein innerer Prozess geht nie verloren. Wir können ihn zwar an einer Stelle abwehrend unterbrechen, aber er wird sich an einer anderen Stelle erneut zeigen.

Dem inneren Prozess zu folgen, ist für mich ein zentrales Element des Wunders, das wir Leben nennen. Wenn wir den Kampf beenden, anders sein zu müssen als wir sind, beginnen wir uns zu entspannen. Wenn sich unsere Emotionsfiguren langsam auflösen, gibt es Schritt für Schritt nichts mehr, was unseren Wesenskern blockiert.

Das freie Ich ist ein tiefes Empfinden des Bei-sich-Seins.

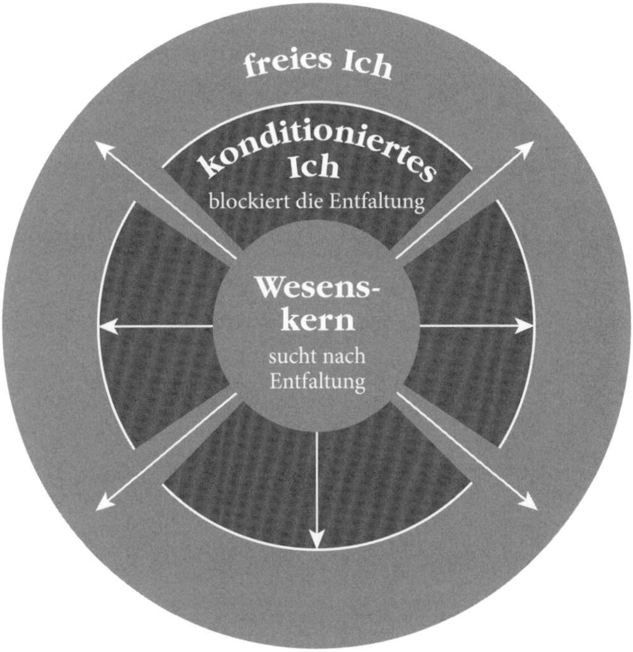

Je mehr wir mit unseren Emotionsfiguren zu arbeiten beginnen und dadurch lernen, ihrem innewohnenden Prozess zu folgen, desto mehr erfahren wir, dass wir – ganz gleich, was uns in unserer Vergangenheit zugefügt wurde – im Kern immer heil geblieben sind. Das ist für die meisten Menschen eine tief berührende Einsicht. Denn wenn wir nach vielen Jahren in einer emotionalen Wüste endlich Wasser finden, beenden wir den Mangel unserer Kindheit. Wir leben weiterhin mit allem, was ein menschliches Leben ausmacht: mit Freude, mit Schmerz, mit Leichtigkeit, mit Schwere. Aber nun sind wir in Kontakt mit unserer tieferen Wahrheit und damit der stärksten Kraft, die wir haben: der Liebe. Statt in Wiederholungsschleifen der Abwehr gegen uns selbst gefesselt zu sein, erleben wir die „Magie des Augenblicks".

Durch unser Inneres erfahren wir: Unsere Biografie gehört zu uns, aber wir sind ihr nicht mehr ausgeliefert. Wir sind nicht Opfer unserer Lebensgeschichte. Durch den achtsamen und respektvollen Dialog mit unseren Emotionsfiguren nehmen wir auf diesem Weg unsere Vergangenheit nicht mehr als etwas Blockierendes wahr, sondern immer mehr als einen Prozess, der sich nach Entfaltung sehnt. Der emotionale Essdruck kann uns dabei eine große Hilfe sein, da er uns anzeigt, dass wir uns im einengenden konditionierten Ich verrannt haben.

Innerhalb dieser Entwicklung spüren wir, wie mit der Zeit etwas in uns reift, das ich liebevolle Prozessbegleitung nenne. Dieses wache, warmherzige Empfinden für uns selbst ist schwer in Worte zu fassen, da es in erster Linie gefühlt wahrgenommen wird. In dieser Reifung können wir unsere inneren Prozesse erkennen, aufgreifen und mit ihnen zu kommunizieren beginnen. Je stärker die Prozessbegleitung in uns wirkt, desto mehr weitet sich unser Bewusstsein, so dass wir unser freies Ich immer deutlicher wahrnehmen können.

Sie ist wie ein Muskel, den wir trainieren können, damit wir in eine selbstbestimmte Kraft kommen und somit unsere eigene Expertin werden. Das heißt nicht, dass wir keine Hilfe von außen annehmen. Durch die liebevolle Prozessbegleitung werden wir spüren, wann es gut ist, uns für die Entfaltung bestimmter innerer Prozesse Unterstützung zu holen – statt einem Diktator zu folgen, der uns zu behindern versucht, indem er uns sagt: „Alle anderen haben doch keine Ahnung!" oder „Das schaffst du schon allein!"

So sind wir frei, Meinungen von anderen Menschen anzuhören und sie in Einklang mit uns selbst anzunehmen oder abzulehnen. Dies ermöglicht einen gesunden Selbstermächtigungsprozess, dessen Grundlage das Erforschen und Entfalten der Weite unserer Persönlichkeit ist. Auch das verstandesgenaue Erkennen gehört zur Prozessbegleitung. Es ist jedoch nicht ihr Schwerpunkt. Durch die Anbindung an den Kern unseres Wesens ermöglicht die Prozessbegleitung uns den Übergang vom konditionierten zum freien Ich. Ihre Haltung ist annehmend und offen.

Die Prozessbegleitung vermittelt zwischen dem konditionierten Ich und unserem Wesenskern, sodass das freie Ich immer mehr zum Vorschein kommen kann.

In der Prozessbegleitung „wohnen": Mitgefühl, Achtsamkeit, Klarheit, Kreativität und alle inneren Formen liebevoller und helfender Unterstützung, die nicht dem Glaubenssystem der Emotionsfiguren, sondern der Entfaltung unseres Wesenskerns dienen.

Wir besitzen in unserem Leben drei Ausdrucksformen unseres Wesenskerns:

1. **Das konditionierte Ich:**
   Aufgrund unserer Biografie hat sich eine Kraft unseres Wesenskerns nicht frei entfalten können und zeigt sich nun als gestautes Potenzial in den einschränkenden Glaubenssätzen unseres verlassenen und unseres konditionierten Kindes.

2. **Das freie Ich:**
   Nicht eingeschränkt durch Emotionsfiguren, drückt sich die pulsierende Lebenskraft unseres Wesenskerns unmittelbar entfaltend aus.

3. **Die achtsame Prozessbegleitung:**
   Sie vertritt die zur Entfaltung unseres Wesenskerns unterstützenden Glaubenssätze, die aus unserem Inneren entstanden sind. Mit ihnen können wir auf unserem Heilungsweg geben und empfangen, was wir in unserer Kindheit schmerzlich vermissen mussten. Wenn wir uns beispielsweise durch mangelnde Fürsorge und fehlende Mütterlichkeit nicht ausreichend sättigen konnten, können wir diese Erfahrung durch die Prozessbegleitung nachholen. Sie ist die Verbindungsbrücke zwischen unserer einschränkenden konditionierten Persönlichkeit und unserem tieferen Sein.

Auch auf dem Essensheilungsweg ist die Prozessbegleitung ein Seismograf, da sie die durch die Klopfzeichen unseres Essdrucks auf sich aufmerksam machenden Nöte wahrnehmen, aufgreifen und bearbeiten kann.

33

Der Weg über unsere Emotionsfiguren zum tieferen Sein

„Erst wenn wir nicht mehr weiter wissen, lernen wir uns selbst richtig kennen."
Henry David Thoreau

Als ich vor mehr als zwanzig Jahren meinen inneren Weg begann, ging es mir psychisch sehr schlecht. Meine starke Essstörung war ein Ausdruck davon. Ich begann die Forschungsreise in mein Inneres nicht freiwillig, sondern, wie schon erwähnt, gezwungenermaßen, weil der einzige Ausweg für mich sonst der Suizid gewesen wäre. Meine Emotionsfiguren waren nach meinen Kindheitserlebnissen so vehement, dass ich keine Luft bekam und emotional zu ersticken drohte.

Wie ich in meinem ersten Buch beschrieben habe, spielte auf meinem Weg die Erforschung meines Essdrucks eine wegweisende Rolle. Da mein Essverhalten, wie ich bald erfuhr, mit verborgenen Emotionen zu tun hatte, lernte ich auch, meine damalige Angststörung und Depression nicht als unabänderlich hinzunehmen, sondern sie ebenfalls zu erkunden.

Die elementare Verbindung zwischen meinem Essproblem, meinem inneren Befinden, meiner Biografie und meinem Alltag wurde für mich immer deutlicher. Diese innere Reise war keine leichte Introspektion, jedoch ließ mir die extreme Lage, in der ich mich befand, keine andere Wahl.

Ich bemerkte, dass dieser innere Weg etwas in mir weckte, das mir half, in sehr kleinen Schritten mir selbst näher zu kommen. Wenn ich die Impulse meiner Emotionsfiguren nicht ignorierte, sondern sie wirklich kennenzulernen versuchte, veränderte sich etwas. Es war kein Schalter, den ich nur umlegen musste, sondern es waren Mäuseschritte vorwärts, oftmals große Schritte zurück und auch längere Phasen des Stillstands. Sie waren begleitet von großer Angst, dass ich es niemals schaffen würde, mich im doppelten Sinne vom Gewicht meiner Lebensgeschichte zu befreien.

Ich begann, Stunden bei einer Therapeutin zu nehmen, die mir, wie ich heute als selbst praktizierende Therapeutin weiß, sehr mutig eine Plattform bot, auf der ich mich mit meinen inneren Prozessen ausprobieren konnte. Ich entwickelte Übungen mit mir selbst und spürte, dass sich sehr langsam etwas zu verändern begann. Es kam mir vor, als wäre ich bis dahin innerlich mit Steinen beschwert gewesen. Nun erlebte ich durch die Übungen, wie diese Steine langsam immer kleiner und leichter wurden, bis sie sich schließlich ganz auflösten.

Spirituelle Strömungen, von denen ich damals hörte und deren Lehrer ich kennenlernen durfte, lehnten das Hineinhorchen in den inneren Körper und die Emotionen ab. Sie sagten, ich solle mich nicht auf etwas Vergängliches fokussieren. Andere boten Techniken wie Visualisierungsübungen oder spezielle Meditationsformen an, denen ich nicht folgen konnte. Es kam mir so vor, als legten mir diese Verfahren nahe, etwas in mir zu überhören, das versuchte, mit mir in Kontakt zu treten. Doch damit blieb ich in meinen alten biografischen Mustern gefangen und gab die Verantwortung für meine Empfindungen an Übungsvorschriften ab. Ich blieb taub für die Botschaften, die mein Inneres mir sendete.

Meine inneren Widerstände waren aus Sicht dieser Methoden Hindernisse, gegen die ich durch noch mehr Training angehen sollte. Aber meine Erfahrung mit mir selbst war eine andere. Widerstände lösten sich gerade dadurch auf, dass ich sie *nicht* zu ignorieren versuchte. Für mich war beispielsweise das Gedanken-Labyrinth in meinem Kopf während der Übungen nichts von mir Abgeschnittenes. Nicht eine Art Tonband, das bei jedem Menschen abläuft und nicht wert war, beachtet zu werden. Wenn mich zum Beispiel plötzlich aufkommende Müdigkeit von den Übungen wegzog, konnte ich bei genauerer Erkundung wahrnehmen, dass die Müdigkeit mich schützen wollte.

Wenn meine Gedanken rasten, vermutete ich dafür erst einmal einen guten Grund. Sehr häufig pulsierte unter der Ablenkung eine biografisch gewachsene Angst, mich auf das einzulassen, was im Augenblick der Ruhe in mir aufsteigen könnte. Ich hatte einfach noch kein Vertrauen. Aufgrund meiner lebensgeschichtlichen

Erfahrung empfand ich diese Ungewissheit als negativ. Sie war die Wiederholung der Ohnmachtserfahrung meiner Kindheit. Also aktivierte ich unbewusst mein altes Muster: Kontrolle. Eines meiner Überlebensprogramme bestand im Analysieren. Wenn es um das Erfassen von Situationen ging, war ich blitzschnell, ich hatte jedoch große Angst, die dazugehörigen Emotionen zuzulassen.

Nach altbewährter Art wollte mich mein Verführer deshalb durch Gedankenströme oder Müdigkeit vor einem Innehalten schützen. Wenn ich den Widerstand aber ernst nahm und aus seinem Ausrufezeichen („Bleib stehen, geh nicht weiter!“) ein Fragezeichen machte („W a r u m sollte ich nicht weitergehen?“), erfuhr ich sehr Wertvolles über mich.

Als Kinder war es für uns „natürlich“, vor emotional schwer erträglichen Situationen wegzulaufen, denn es war kein Erwachsener da, der uns Sicherheit hätte geben können. Aber heute können wir selber dieser uns beschützende Erwachsene sein.

Indem ich diesen Schutzschirm erforschte, begann ich ihn wertzuschätzen. Statt ihn zu ignorieren, lernte ich langsam, seine Gegenwart anzunehmen. Dadurch verankerte sich in meinem Unterbewusstsein, dass der Krieg meiner Kindheit tatsächlich beendet war. Beendet nicht nur als Ergebnis eines Erkenntnisprozesses, sondern auch durch die neue Erfahrung, die ich meinem verlassenen inneren Kind durch das Stehenbleiben bot. Den Moment nicht anders haben zu wollen als so, wie er war, öffnete mir ein völlig neues Selbstbild.

Auf meinem inneren Weg konnte ich damals innerhalb von drei Jahren sechzig Pfund abnehmen und halte diese Gewichtsabnahme seitdem mühelos ohne reglementierende Maßnahmen. Ich verlor nicht nur körperliche, sondern auch biografische Kilo.

Als ich vor zwanzig Jahren diese dreißig Kilo abnahm, fühlte ich mich dem emotionalen Essen zwar nicht mehr ausgeliefert, aber mein Essdruck war noch da. Er meldete sich immer dann, wenn Emotionsfiguren in mir zu stark wurden. Da ich ihn jedoch in diesen drei Jahren als Wegweiser zu weiteren ungelösten inneren Rätseln schätzen lernte, ging es mir irgendwann nicht mehr darum, ihn loszuwerden, sondern ihn als Verbündeten auf dem Weg in ein freieres Leben zu nutzen. Er zeigte mir, wo noch biografische Wunden in mir waren, wo ich mich im Alltag überging, wo ich meine Sehnsüchte zugunsten von Sicherheiten opferte und mich selbst zu wenig liebte und lebte.

Heute bin ich, was man eine natürlich Schlanke nennt. Emotionales Essen spielt in meinem Leben keine Rolle mehr, und es erfüllt mich tiefe Dankbarkeit, aus dem Teufelskreis herausgefunden zu haben.

Den inneren Weg, meine innere Forschungsreise, ging ich auch nach der Gewichtsabnahme intensiv weiter. Meine Angststörung und meine Depressionen wurden immer weniger meine Begleiter, bis sie mich schließlich ganz verließen.

Auf meinem weiteren Weg und in meiner therapeutischen Aus- und Fortbildung verfeinerte ich meine Arbeitsweise und nannte sie „Sehnsucht und Hunger“. Kernpunkt dieses Ansatzes ist, dass jeder Betroffene sein *eigener* Experte ist.

34

Ein neues Paradigma

„Wenn ich einen Wunsch frei hätte,
würde ich mir nicht Reichtum und Macht wünschen, sondern ein leidenschaftliches Gespür für Potenzial – ein Auge, das, immer jung und feurig, das Mögliche sieht.
Das Vergnügen enttäuscht, die Möglichkeit nie."

Søren Kierkegaard

Als ich vor einigen Jahren eine Veranstaltung besuchte, sprach ein heute bekannter New-Age-Lehrer von der Schöpfungskraft, die uns Menschen innewohne. Um wirkliche Freiheit zu erlangen, so sprach er ins Publikum, müssten wir endlich der Tatsache ins Auge blicken, dass wir unser Schicksal selbst kreierten. Seine Ausführungen gipfelten darin, dass er allen Ernstes behauptete, selbst eine vergewaltigte Frau oder ein missbrauchtes Mädchen könne sich aus dem Opfersein erst befreien, wenn sie akzeptiere, dass sie sich dieses „Schicksal" selbst ausgesucht habe.

Als ich das hörte, meldete ich mich und fragte, ob er jemals mit vergewaltigten oder in der Kindheit missbrauchten Frauen gearbeitet habe; ob ihm bewusst sei, welche Gefahr von seinen Worten ausgehe, da sie den Opfern doch nahelegten, ihre ohnehin oftmals verdrängte Wut auf den Täter noch energischer zu unterdrücken und abzuspalten.

Er reagierte sehr ungehalten und wehrte meine Frage ab. Da er sich nicht dazu herablassen mochte, sich ihr zu stellen, sondern seine Bühnenshow unbeeindruckt fortsetzte, stand ich auf und ging.

Selbstverständlich sucht sich das fünfjährige Mädchen, das vom Onkel sexuell missbraucht wird, sein Schicksal nicht aus. Wer das im Namen angeblich spiritueller Wahrheiten anders sieht, beraubt sie ihrer Humanität.

Das Bedrückende dabei ist, dass das verlassene innere Kind, dessen Opfersein dringend einer Würdigung bedürfte, durch die ihm auferlegte Verantwortungsbürde noch tiefer in die innere Verbannung getrieben wird. Dafür werden die in den meisten Opfern rumorenden Schuld- und Schamgefühle zementiert und das konditionierte Kind kann auftrumpfen: „Du hast es doch selbst so gewollt, also übernimm jetzt auch die Verantwortung dafür und hör auf zu jammern!“
Ich empfinde dies als grausam.

Leider bemerken viele New-Age-Lehrer nicht, dass sie die in der Kindheit erlernten Abwehrverhalten einfach nur durch äußerlich angenehmer erscheinende Formen der Abwehr ersetzen. So wird beispielsweise aus einer Visualisierungsreise plötzlich ein Medikament, das immer dann eingenommen wird, wenn sich eine schmerzhafte Empfindung meldet. Viele, die früher zu einem der herkömmlichen Mittel gegriffen haben, um ihr verlassenes inneres Kind zum Schweigen zu bringen, bedienen sich heute vermeintlich sanfterer Methoden, um Störgeräusche in ihrem Innern weiterhin zu überhören. Sie tun das Gleiche wie eh und je, jetzt nur in einem neuen Gewand.

Bitte verstehen Sie mich nicht falsch. Unsere Ressourcen – die ungeahnte Schätze sein können – durch Visualisierungsreisen oder andere Techniken zu stärken, kann wundervoll sein. Sie können ein Empfinden dafür ermöglichen, wie es ist, wenn mehr Lebenskraft in uns fließt. Das Entscheidende ist aber: Mit welcher inneren Haltung nutzen wir sie, und was machen wir danach?

Befinden wir uns im alten Paradigma unserer Biografie und sind dadurch noch von der Dynamik der Emotionsfiguren regiert, werden wir, wenn unser inneres emotionales Schiff zu schaukeln beginnt, so schnell wie möglich zu einem Rettungsring greifen wollen. Wenn wir uns überfordert fühlen, ist dies in dem Moment genau richtig, denn aus einer Überforderung heraus, können wir nicht handeln. Sind wir aber nicht *überfordert,* sondern vielmehr *herausgefordert,* könnte es sich lohnen, unsere Aufmerksamkeit nicht auf den Gedanken „Wie kann ich mich retten?“, sondern stattdessen auf „Wie kann ich das Schwimmen lernen?“ zu richten.

Die Frage ist: Verwende ich ressourcenorientierte Aktivitäten, um etwas in mir aus dem Weg zu räumen und damit zu kontrollieren (altes Paradigma, welches von Emotionsfiguren bestimmt wird), oder nutze ich sie als wohltuende Tankstelle, damit mir auf meinem schwierigen inneren Gelände genug Treibstoff für weitere Erkundungsfahrten zur Verfügung steht (neues Paradigma durch die Präsenz unserer Prozessbegleitung)?

Wenn wir innehalten und damit aus unseren Emotionsfiguren aussteigen, kann ich gut verstehen, dass dies bei vielen Menschen erst einmal Angst auslöst. Ein Mann sagte mir dazu: „Wenn ich wirklich stehen bleibe, habe ich Angst, in einem schwarzen Weltall verloren zu gehen." Ich kann diese Angst aus der eigenen Vergangenheit heraus sehr gut nachvollziehen. Die Sache ist nur die: Wenn wir unsere Angst wahrnehmen, dann müssen wir entscheiden, ob wir die nächsten Jahre vergeblich versuchen, vor ihr zu fliehen, oder ob wir uns die Unterstützung holen, die wir benötigen, um eine behutsame und begleitete Reise zu ihrer im Unbekannten liegenden Quelle zu wagen. Ein in meinem Leben bedeutender Mensch sagte mir vor Jahren einen symbolischen Satz, der mich tief berührte und seither nicht mehr losgelassen hat: „In manche Dinge muss man hineinsterben, um leben zu können."

Wenn esoterische Ratgeber versprechen, dass wir durch sie schnell in unsere Kraft kommen können, stehen nicht selten Personen hinter diesem Versprechen, die sich selbst noch nicht erlaubt haben, ihrem verlassenen inneren Kind wirklich zu begegnen. Sie reduzieren den Begriff „Kraft“ auf die Bedeutung von „kraftvoll“ und geben vor, uns etwa zeigen zu können, wie wir unsere Traurigkeit mithilfe robuster Techniken im Sauseschritt überwinden können. Kraft hat aber viele Gesichter. Sie kann nicht nur aus der Freude geboren werden, sondern auch aus der Traurigkeit, der Wut, ja sogar aus der Angst, wenn wir diese Emotionen bis auf ihren Grund zurückverfolgen.

So wohnt der Traurigkeit die Kraft der Zartheit inne. Wenn wir uns ihr ausgeliefert fühlen, braucht es ihre achtsame Erforschung, damit sie uns auf die biografische Bühne geleitet, um die dort gebundene Energie befreien zu können. In dieser Rückverfolgung erfahren wir, was die Traurigkeit war, bevor sie zur Traurigkeit wurde: Wenn unsere Zartheit in der Vergangenheit zu Verletzungen geführt hat, ist es verständlich, dass wir sie durch ein konditioniertes Kind („Menschen werden Dir wehtun, wenn Du Dich verletzlich zeigst! Tu es deshalb nie wieder!“) zu schützen versuchen. Die Falle dabei ist, dass das verlassene innere Kind dadurch keine neue Erfahrung machen kann. Unsere Empfindsamkeit kann somit nicht frei von schmerzhaften Erinnerungen gelebt werden. Somit bleibt diese Seite in uns weiterhin traurig isoliert und die Qualität unserer zarten Kraft, unserer Berührbarkeit, kann sich nicht entfalten.

Ich kenne inzwischen spirituelle Wege, die ich von Herzen ehre. Aber manche Menschen, die sie gehen, folgen ihnen aus ihren Emotionsfiguren heraus. Dadurch geraten sie manchmal in ein Parallelleben: Im Alltag kämpfen sie mit sich und leiden unter Süchten, Ängsten oder Depressionen. Doch während sie ihre spirituellen Übungen praktizieren, fühlen sie sich leicht und gut. Durch ihre emotionalen Muster sind die beiden Erfahrungswelten voneinander getrennt: Sie führen zwei Eigenleben.

Vor einigen Jahren berichtete mir eine Bekannte, wie furchtbar sie es fände, nach einer inneren Versenkung in der Meditation, wieder in ihren Körper zurückkehren zu müssen. Ich fragte sie damals, was denn an ihrem Körpergefühl für sie so schwierig sei. Sie erwiderte, dass sie immer starken Druck in ihm fühle. Als ich nachhakte, ob es nicht vielleicht interessant sein könnte, zu erkunden, woher dieser Druck komme, statt ihm durch Meditationsübungen auszuweichen, kamen wir in ein schönes und intensives Gespräch.

Auf unserem inneren Weg begegnen uns immer wieder Fragen, auf die es keine schnellen Antworten gibt. Offene Fragen machen vielen von uns jedoch Angst. Wir wünschen ein rasches Ergebnis, um wieder Sicherheit erfahren zu können. Durch unser konditioniertes Ich, welches nach Kontrolle strebt, kennen viele Menschen die Weite, die im Fragenstellen liegt, noch nicht.

Es ist jedoch genau diese Weite, die uns hilft, uns aus der Begrenzung eingefahrener Denkmuster zu befreien.

Der Traumforscher Strephon Kaplan Williams hat das mit einem Satz – den ich an den Anfang des Buches gestellt habe – bleibend schön gesagt: „Die Frage ist die wichtigste Antwort auf das Leben!“

Manchmal sagen Menschen, dass man alles Biografische hinter sich lassen und nur nach vorn schauen sollte. Dabei unterschätzen sie die *unbewusste* Identifikation mit ihren Glaubenssätzen. Die Art, wie wir die Gegenwart sehen, wird von unseren Konditionierungen bestimmt und diese entspringen unserer Vergangenheit. Erst wenn wir es wagen, uns selbst zu begegnen, müssen wir die Leid bringenden Muster unserer Lebensgeschichte nicht länger unbewusst wiederholen.

Das Entscheidende ist nicht, womit wir bewusst identifiziert sind oder sein wollen, sondern was uns in unbewussteren Tiefen bestimmt und lenkt.

Lernen wir, unserem inneren Prozess zu folgen, gibt es keinen Grund mehr, unsere Schattenseiten zu verleugnen. Vielmehr nutzen wir die ihnen innewohnende Kraft zur Vorwärtsbewegung. Wir sind nicht mehr einfach nur im Wiederholungsmodus unserer bisherigen inneren Entwicklung gefangen. Wir wachen auf.

Erst dann wird unsere Zukunft nicht länger von unserer Vergangenheit bestimmt.

Wir sind nicht allmächtig. Aber unser Spielraum ist so viel größer, als wir es uns unter dem Diktat des Kontrolldenkens unserer Emotionsfiguren vorstellen können.

35

Den *Kampf* beenden

Zum Schluss möchte ich Ihnen gerne zwei Fragen stellen, deren Beantwortung für Ihren Weg vielleicht hilfreich sein könnte.

1. Wie würden Sie Ihre jetzige Beziehung zu sich selbst beschreiben?

2. Welches Verhältnis zu sich selbst wünschen Sie sich?

Die Entscheidung, die wir treffen müssen, ist: Soll unser Leben von Vertrauen zu uns selbst oder von Angst bestimmt sein?

Wenn wir für einen Moment die Gewohnheit, wie wir mit dem Thema „Essen" umgehen, als ein Spiegelbild unseres Lebens betrachten, was sagt sie dann darüber aus, wie wir uns behandeln? Welche Botschaften vermitteln wir uns selbst damit?

Wenn wir beim Essen nicht genug bekommen können, wenn wir kein „Stopp!" finden und darunter leiden, ist dies ein Signal. Obwohl wir vielleicht äußerlich mit Übergewicht kämpfen, leiden wir innerlich an Magersucht. Wir sind emotional und seelisch ausgehungert.

Das emotionale Essen zeigt an, dass wir mehr Schutz, Freundlichkeit, Sanftheit, Respekt und Liebe uns selbst gegenüber dringend brauchen.
Etwas, das vielen von uns im Kontakt mit sich noch fremd ist.

Ist unser Leidensdruck sehr groß, kann ich es nicht nur verstehen, sondern aus eigener Erfahrung als ehemals Betroffene geradezu bildlich nachvollziehen, dass wir im Gefühl des Ertrinkens nach allen Rettungsmöglichkeiten greifen wollen, die sich uns bieten. Das ist zutiefst menschlich und völlig normal. Aber wenn wir den Wunsch haben, wirklich aus dem Essenskampf herauszukommen, müssen wir schnellen Lösungen, wie sie uns die Werbung immer wieder anpreist, unsere Zustimmung verwehren. Auch wenn dies auf manche vielleicht erst einmal entmutigend wirkt: Heilung braucht Zeit.

Die Erforschung unseres Essdrucks führt uns in Lebensbereiche, die wir bisher für die Lösung unseres emotionalen Essens außer Acht gelassen haben. Er verschafft uns Erfahrungen, die uns bisher verschlossen waren. Er lädt uns ein, uns in neuen Zimmern kennenzulernen, statt im Altbekannten zu verbleiben.

Ich wünsche Ihnen von Herzen, liebe Leserin und lieber Leser, dass Sie den nährend feinen und gleichzeitig kraftvollen Geschmack Ihrer inneren Wahrheit schmecken können, der sich hinter Ihrem Essproblem verbirgt.

Alles Gute für Ihren Weg wünscht Ihnen

Ihre Maria Sanchez

„Ein Tanz, bei dem niemand führt"
Ein Erfahrungsbericht

Als ich das erste Mal mit „Sehnsucht und Hunger" in Berührung kam, hatte ich schon eine lange erfolglose Reise durch die Therapiewelt hinter mir. Ich war seit zweiunddreißig Jahren mager-, ess- und brechsüchtig und genauso lange schon in Behandlung, sowohl ambulant als auch stationär.

Ich war voller Selbstzweifel, definierte meine Daseinsberechtigung nur über Leistung und konnte keine Beziehungen, egal welcher Art, eingehen. Ich hatte kein Vertrauen in mich oder zu sonst jemandem. Meine Tage begannen schon morgens damit, dass mich meine Emotionsfiguren fertig machten. Ich konnte es mir selbst nie recht machen, war immer zu dick, zu dumm, zu faul, zu blöd, ich bin mit mir umgegangen, als wäre ich mein schlimmster Feind. Blicken in den Spiegel folgten grausame Beschimpfungen, über den Tag stieg die Spannung immer mehr. Durch wiederholtes Essen und Erbrechen konnte ich einen Teil der Spannung loswerden. Oder ich war so verkrampft, dass ich gar nichts mehr essen konnte. Mein Leben erschien mir oft nicht mehr lebenswert.

Es war wie ein einziger Kampf, den ich niemals gewinnen konnte, ganz gleich, wie oft ich es versuchte. Jeden Morgen versprach ich mir: „Heute wird es anders, besser", und jeden Abend verzweifelte ich wieder am erneuten Versagen. Ich konnte mich niemandem anvertrauen, denn nach außen war mein Leben ja perfekt und erfolgreich. Diese Fassade konnte ich nur mit einer unglaublichen Härte und Disziplin mir selbst gegenüber aufrechterhalten. Und abends saß ich dann einsam und verzweifelt allein zu Hause, habe mich mit Essen getröstet, um nicht zu fühlen, habe mich erbrochen, um nicht zuzunehmen und mich noch mehr für mein Versagen zu bestrafen.

Bei „Sehnsucht und Hunger“ habe ich gelernt, dass Gefühle gefühlt werden wollen, dass das Reden darüber und das Wissen allein nicht ausreichend sind. Ich konnte in meinem eigenen Tempo, Schritt für Schritt, die Emotionsfiguren erkennen und ihnen ihre Macht nehmen.
Zu verstehen, dass ich tief in mir einen ganz heilen Wesenskern habe, der darauf wartet, sich entfalten zu dürfen, war sehr berührend. Die Kraft, die ich in den letzten Jahrzehnten gegen mich gerichtet habe, steht mir heute zur Verfügung. Aber es ist eine liebevolle, verstehende Kraft, die mir sagt: „Du kannst.“ Nicht: „Du musst!“

Das größte Geschenk ist, dass ich nicht mehr abhängig bin. Nicht nur vom Essen, sondern auch von der Wertung anderer Menschen, meiner inneren Wertung über mich oder andere. Ich habe eine nie gefühlte Klarheit und Freiheit, sowohl im Inneren wie auch im Äußeren. Ich kann das erste Mal in meinem Leben in den Spiegel schauen und das, was ich sehe, als „Ich“ erkennen und es gut finden. Ich bin nicht mehr abhängig von einer Kleidergröße. Ob der Tag gut ist, wird nicht mehr von der Waage bestimmt. Und so wie ich mich langsam veränderte, haben sich auch meine Beziehungen zur Familie und zu anderen Menschen verändert. Da ich mich ihnen jetzt ohne Wertung nähern kann, sind meine Gegenüber auch nicht mehr starr in ihren Positionen. Es ist wie ein Tanz, bei dem niemand führt, man sich aber trotzdem miteinander zur gleichen Musik bewegen kann.

Heute genieße ich mein Leben. Ich kann endlich sagen, dass ich keine Essstörung mehr habe und: Ich bin frei!

Tatjana Bongard

Begriffe und Erläuterungen

Diktator

Ein Gesicht des „konditionierten Kindes“, das ein Normen- und Wertesystem repräsentiert. Alle allgemeingültigen Aussagen über die Welt wie „Leben bedeutet Kampf“ und alle Appelle an unser Verhalten wie „Du sollst ...!“, „Du musst ...!“, „Du darfst nicht ...!“ gehören zu seinem Repertoire.

Emotion

Anders als ein Gefühl, lösen Emotionen eine lang anhaltende Reaktion aus. Eine Emotion gehört zum “verlassenen inneren Kind“ und ist durch unangenehme Körperempfindungen spürbar. Emotionen können sich als Wut, Traurigkeit, Angst, Scham und Ekel zeigen.

Emotionsfigur

Name für das verlassene und konditionierte innere Kind in uns. Im Buch „Sehnsucht und Hunger“ habe ich die Emotionsfigur noch Gefühlsfigur genannt. Emotionsfiguren verkörpern unsere einschränkenden Glaubenssätze und deren psychische Wirkung auf uns.

Emotionsspannung

Durch Emotionsfiguren ausgelöster innerer Stress.

Freies Ich
Das nicht konditionierte eingeengte Ich unseres Wesenskerns in der alltäglichen Welt.

Glaubenssatz oder Konditionierung
Bewusste oder unbewusste Lebensregeln, die Einstellungen, Vorstellungen und Überzeugungen ausdrücken.

Glaubenssystem
Miteinander kommunizierende Glaubenssätze, die sich gegenseitig bedingen.

Gefühlsqualität
Alles, was ein Bedürfnis in seinem Ursprung befriedigt, zum Beispiel Ruhe oder Kraft.

Getriggertsein
Die bewusste oder unbewusste Kopplung eines Ereignisses in der heutigen Zeit mit einem unverarbeiteten biografischen Erlebnis aus der (manchmal lange zurückliegenden) Vergangenheit.

Gefühl
Eine Empfindung, die kommt und geht. Zu unseren sechs Grundgefühlen gehören Wut, Traurigkeit, Angst, Ekel, Scham und Freude.

Konditioniertes Kind
Dachbegriff für die Emotionsfiguren: „Diktator“, „Kritiker“, „Verführer“.

Kritiker (Innerer Kritiker)
Entsprechen wir den „Befehlen“ des Diktators nicht, zeigt sich das zweite „Gesicht“ des konditionierten Kindes: der innere Kritiker. Er wertet uns in jedweder Form ab. Der Kritiker ist der Gehilfe des Diktators und versucht, uns durch Abwertungen so zu steuern, dass wir in dessen vorgegebenes Weltbild passen.

Kindheitsamnesie
So bezeichnen Ärzte und Psychologen das Phänomen, dass Menschen sich an so gut wie nichts erinnern können, das vor ihrem dritten Lebensjahr geschehen ist.

Persönlichkeitsanteile
Die verschiedenen Seiten unseres „Ich“.

Prozessbegleitung
Eine liebevolle „Instanz“ in uns, die zwischen dem konditionierten Ich und unserem „Wesenskern“ vermittelt, sodass das freie Ich immer mehr in uns entstehen kann.

Verlassenes inneres Kind

Das verlassene innere Kind ist der Adressat des konditionierten Kindes und ebenfalls ein Name für einschränkende Glaubenssätze, die sich in Wut, Traurigkeit, Angst, Ekel und Scham ausdrücken. Jede Emotion entspringt einem verlassenen inneren Kind.

Verführer (innerer Verführer)

Der innere Verführer versucht, den emotionalen Stress des Diktators und des Kritikers zu dämpfen. Bei emotionalen Essern geschieht dies durch Essen, bei Rauchern durch Rauchen, bei Alkoholikern durch Alkohol, bei Spielern durch ihre Spielsucht. Alles, was uns emotionalen Stress nimmt, aber im "Regierungssystem" des konditionierten Kindes verbleibt, ist ein innerer Verführer.

Wesenskern

Tiefster Empfindungsort eines Menschen – seine Seele. Der Wesenskern wird in diesem Buch auch mit den (synonym gemeinten) Begriffen Essenz, tiefstes Sein und innere Wahrheit beschrieben.

Kleine Bibliothek
A-Z

Deutsches **Ä**rzteblatt: Suizide und Kalziummangel nach bariatrischen Operationen
Ausgabe vom 16. Oktober 2007.
Nach einer Studie über die Folgen der Magenverkleinerung in den „Archives of Surgery“ (Archiv der Chirurgie).
Chicago 2007.

John **B**owlby: Bindung und Verlust – Mutterliebe und kindliche Entwicklung
Ernst Reinhardt Verlag, München und Basel 2006;
und andere seiner Bücher zu diesem Thema.
Bowlby (1907– 1990) war ein britischer Psychoanalytiker und Kinderarzt. Er gilt als ein Pionier der Bindungsforschung.

Wolf **B**üntig: Verkörpert sein
Audio-CD 2006.
www.auditorium-netzwerk.de
Dr. Büntig, geboren 1937, ist Arzt und Lehrtherapeut für tiefenpsychologisch fundierte Psychotherapie in Penzberg.

Meister **E**ckhart: Mystische Schriften
Predigten. Traktate. Sprüche.
In der deutschen Übersetzung von Gustav Landauer.
Herausgegeben von Peter Früh, Kindle Buch.
Eckhart von Hochheim (Geburtsname) 1260-1328 war Theologe und Philosoph.

Arno **G**ruen: Der Fremde in uns
Klett Cotta Verlag, Stuttgart 2000.
Prof. Gruen, geboren 1923, ist Psychoanalytiker in Zürich.

Arno **G**ruen: Dem Leben entfremdet
Klett Cotta Verlag, Stuttgart 2013.

Arno **G**ruen: Das gespaltene Bewusstsein
Vortrag (CD, DVD) anlässlich des Kongresses der Internationalen Gesellschaft für Logotherapie und Existenzanalyse (GLE), Zürich 2013.

Jules **H**enry: Culture Against Man
Tavistock Publications, London 1966.
Henry (1904 – 1969) war ein amerikanischer Anthropologe.

Michaela **H**uber: Trauma und die Folgen
Junfermann Verlag, Paderborn 2003.
Michaela Huber, geboren 1952, ist psychologische Psychotherapeutin in Kassel.

Gerald **H**üther: Biologie der Angst – Wie aus Streß Gefühle werden
10. Auflage
Vandenhoeck & Ruprecht GmbH, Göttingen 2011.

Gerald **H**üther: Erfahrungslernen, Persönlichkeitsentwicklung und Angstbewältigung
Vortrag und Seminar, Freiburg im Breisgau 2010.
www.auditorium-netzwerk.de (DVD)
Dr. Hüther, geboren 1951, ist Neurobiologe und lebt in Göttingen.

Daniel **K**ahnemann: Schnelles Denken. Langsames Denken.
Siedler Verlag, München 2010
Prof. Kahnemann, geboren 1934, ist ein israelisch-amerikanischer Mathematiker und Kognitionspsychologe.2002 erhielt er den Nobelpreis für Wirtschaft.

Strephon **K**aplan Williams: Durch Traumarbeit zum eigenen Selbst
Ansata Verlag, Interlaken 1984.
Williams, 1934 – 2009, war ein von C.G. Jung und dem Senoi-Stamm in Malaysia inspirierter amerikanischer Autodidakt, der auch lange in den Niederlanden lebte.

Harvey Neil **K**arp: Das glücklichste Baby der Welt
Wilhelm Goldmann Verlag, München 2003.
Dr. Karp, geboren 1951, ist ein amerikanischer Kinderarzt.

Ronald C. **K**essler u.a.: Childhood adversities and adult depression
(Kindliches Unglück und erwachsene Depression)
Mehrere Studien in: Psychological Medicine Journal 23/1993.
Dr. Kessler, geboren 1947, ist Soziologe an der Harvard Medical School.

Peter A. **L**evine: Sprache ohne Worte – Wie unser Körper Trauma verarbeitet und uns in die innere Balance zurückführt
Kösel Verlag, München 2011.
Prof. Levine, geboren 1942, ist ein amerikanischer Körperpsychotherapeut.

Bruce H. **L**ipton: Intelligente Zellen – Wie Erfahrungen unsere Gene steuern
Koha Verlag, Burgrain 2006.
Prof. Lipton, geboren 1944, ist ein amerikanischer Stammzellforscher.

Alice **M**iller: Das Drama des begabten Kindes – und die Suche nach dem wahren Selbst
Suhrkamp Verlag, Frankfurt am Main 1979.
Neufassung 1994.
Miller (1923 – 2010) war eine Schweizer Psychologin und Schriftstellerin.

John **O**´Donohue: Anam Cara. Das Buch der keltischen Weisheit
Deutscher Taschenbuch Verlag (dtv), München 1997.
O`Donhue (1956 – 2008) war ein irischer Priester und Poet.

Achim **P**eters: Mythos Übergewicht – Warum dicke Menschen länger leben – Was das Gewicht mit Stress zu tun hat
Überraschende Ergebnisse der Hirnforschung.
C. Bertelsmann Verlag, München 2013.
Prof. Peters, geboren 1957, ist Mediziner und Adipositas-Spezialist in Lübeck.

Udo **P**ollmer: Die Ratschläge sind Hokuspokus
Interview in: „Besser Essen. Besser Leben."
Spiegel special, 5/2005.
Pollmer, geboren 1954, ist Lebensmittelchemiker in Heilbronn.

Stephen W. **P**orges: Die Polyvagaltheorie – Neurophysiologische Grundlagen der Therapie
Junfermann Verlag, Paderborn 2010.
Prof. Porges, geboren 1945, ist ein amerikanischer Psychiater.

Rene A. **S**pitz: Vom Säugling zum Kleinkind – Naturgeschichte der Mutter-Kind-Beziehungen im ersten Lebensjahr (1965)
Klett-Cotta Verlag, Stuttgart 1996.
Prof. Spitz (1887– 1974) war ein österreichisch-amerikanischer Psychoanalytiker und Wegbereiter der Säuglingsforschung.

Manfred **S**pitzer: Rotkäppchen und der Stress – (Ent-) Spannendes aus der Gehirnforschung
Psychiatrie Verlag, Köln 2014.
Prof. Spitzer, geboren 1958, ist Mediziner und Psychologe in Ulm.

Timothy D. **W**ilson u.a.: Studie über das Nichtstun
Ein Experiment an der Universität Virginia.
Science (Zeitschrift), Juli 2014.

Timothy D. **W**ilson: Gestatten, mein Name ist Ich – Das adaptive Unbewusste
Eine psychologische Entdeckungsreise.
Pendo Verlag (Piper), Zürich 2007.
Prof. Wilson, der sein Geburtsjahr charmant verschweigt, ist Psychologe an der Universität in Virginia.

Léon **W**urmser: Die Maske der Scham – Die Psychoanalyse von Schamaffekten und Schamkonflikten
Klotz Verlag, Eschborn/Frankfurt am Main 2010.
Dr. Wurmser, geboren 1931, ist ein schweizerisch-amerikanischer Psychiater.

Ein **Z**itat (unter vielen, von denen ich lernte):

*„Wir werden als Originale geboren
und sterben als Kopien"*

Der traurig-schöne Satz stammt ursprünglich vom englischen Dichter Edward Young (1683 – 1765) und reist als geflügeltes Wort um die Welt.

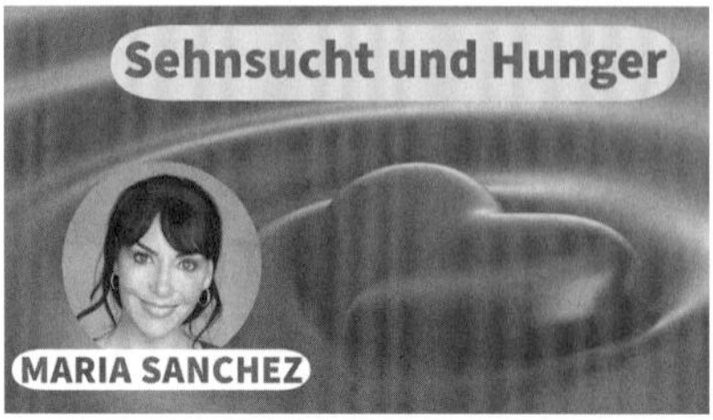

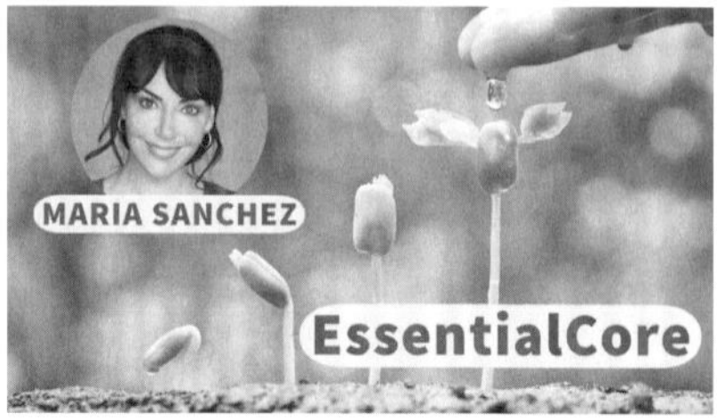

Online-Kurs-Reihe

Die von Maria Sanchez persönlich geleitete Online-Kurs-Reihe startet mit den Kursen „Grundwissen I“ und „Grundwissen II“. Die Kurse beinhalten detaillierte Erläuterungen zu den innerpsychischen Zusammenhängen in Bezug auf leidvolle Symptome. Auf das emotionale Essen angewendet nennt Maria Sanchez ihren Ansatz „Sehnsucht und Hunger“, auf andere Symptome angewendet, wie z.B. Depressionen, weitere Suchtstrukturen, Angst- und Zwangserkrankungen, Schlafstörungen sowie wiederkehrende Beziehungsprobleme „EssentialCore“.

Mit dem theoretischen Fundament gehen verschiedene Übungen einher, die das Erlernte unmittelbar erfahrbar und im Alltag praktisch umsetzbar machen. Abgerundet werden diese Kurse unter anderem durch Live-Online-Abende (jeweils ca. 90 Minuten Dauer), an denen Maria Sanchez ausführlich auf Fragen der TeilnehmerInnen eingeht.

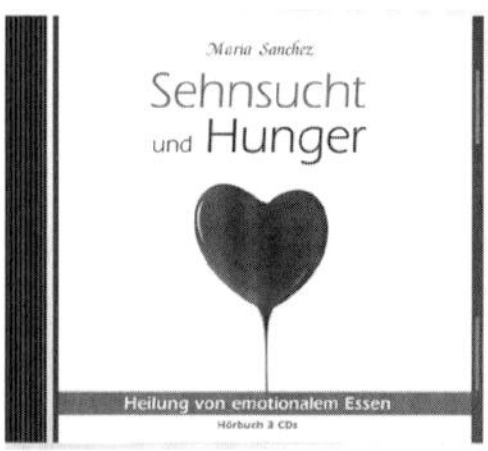

Hörbuch „Sehnsucht und Hunger“

Die CD zum Buch „Sehnsucht und Hunger“:
Ein Hörgenuss für alle Menschen, die beim Autofahren oder anderen Aktivitäten der einladenden Stimme von Maria Sanchez lauschen möchten, wie sie aus ihrem Buch vorliest.

Weitere Informationen finden Sie unter:

www.mariasanchez.de

Buch „Die revolutionäre Kraft des Fühlens“

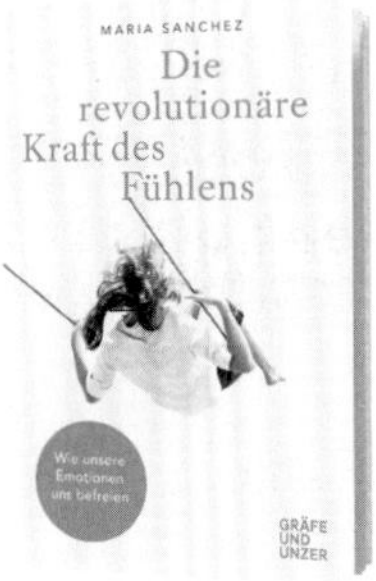

In ihrem vierten Buch „Die revolutionäre Kraft des Fühlens – Wie unsere Emotionen uns befreien“ erweitert Maria Sanchez den von ihr bereits in den drei vorangegangenen Sehnsucht und Hunger - Büchern entwickelten psychologischen Ansatz auf andere Felder wie Depressionen, Angststörungen, Erschöpfungszustände, Traumata sowie nicht essgebundene Suchtstrukturen. Maria Sanchez beschreibt hierin, dass die Ursachen für ganz unterschiedliche Symptome identisch sind. Sie blickt dabei sehr kritisch auf Themen wie „innere Selbstoptimierung“ und vermeintliche „Potenzialentfaltung“, denn diese befeuern oft unbewusst die Ursachen für viele psychische Probleme.

Buch „Warum wir ohne Hunger essen – Die wahren Gründe für Essdrang und Übergewicht“

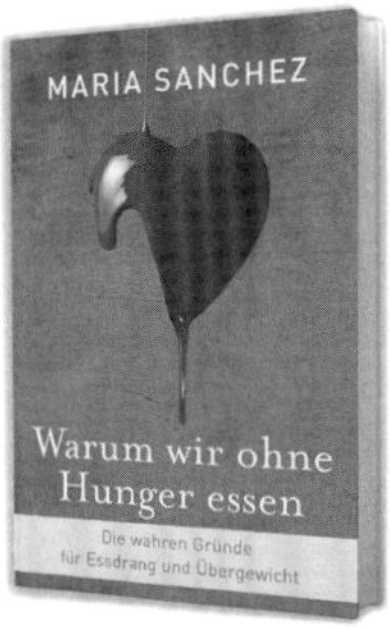

In ihrem dritten Buch widmet sich Maria Sanchez den Fragen von Hörern ihrer Radiosendung „Durch dick und dünn“ bei Radio Bremen. Ihre erhellenden und manchmal verblüffenden Antworten können vielen Menschen helfen, sich ihrem Essproblem auf eine völlig neue Art zu nähern. Ein Buch, das Hilfe zur Selbsthilfe leistet.

Buch „Sehnsucht und Hunger“

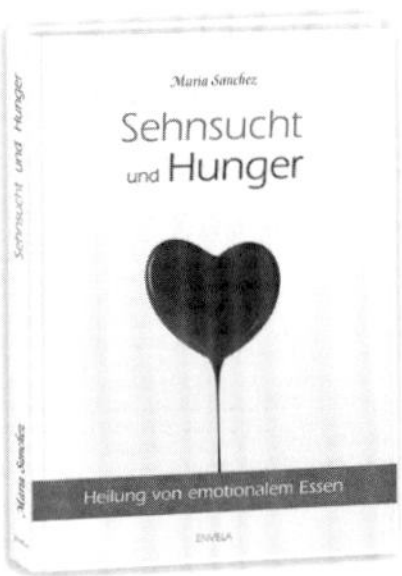

Maria Sanchez beschreibt in diesem Buch die seelischen Ursachen für emotionales Essen. Der Leser bekommt einen Einblick in die tiefer liegenden Gründe seiner Essproblematik. Durch die Einbeziehung des Körpers unterscheidet sich dieses Buch grundlegend von allen anderen Büchern zu diesem Thema. Die klar verständliche und liebevolle Art den Inhalt zu vermitteln, macht dieses Buch zu einer wertvollen Unterstützung bei der Heilung von emotionalem Essen.

Meine Notizen